患者さんを「クレーマー」にしないための
インプラント治療の説明書と同意書の作り方

著 宗像 雄／宗像源博

クインテッセンス出版株式会社　2019
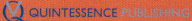

Berlin, Barcelona, Chicago, Istanbul, London, Milan, Moscow, New Delhi, Paris, Prague, São Paulo,
Seoul, Singapore, Tokyo, Warsaw

序　文

「安全」と「安心」。2011 年 3 月 11 日以降、繰り返し耳にしてきた言葉です。

東日本大震災を契機として、私たちは多くのことを学びました。「社会にはさまざまなリスクが潜んでいる。私たちの日々の生活は、リスクが存在すること、言い換えれば、私たちがリスクを容認することを前提に成り立っている。」しかし、私たちは、どこにどの程度のリスクが存在するかを正しく理解してはいません。巨大地震、津波、さらには、原子力発電所の事故……。どれも、潜んでいたリスクが現実のものとなったにすぎません。このことを踏まえて、「安全」であるだけでは足りない、さらに「安心」であることが必要である、ということが主張されるようになりました。

このことは、歯科診療を含めた医療に関しても及んでいます。疾患に対する治療は、「安全」であることに加えて、患者さんが「安心」できる方法で、行われる必要があります。この「安全」と「安心」の双方に関係するものが、本書で取りあげる患者さんに対する説明と同意（いわゆる「インフォームド・コンセント」）の問題です。

歯科診療の中でもインプラント治療は、「歯の欠損」という疾患ではない状況に対して外科処置を自費で施行する点で、美容整形にも似た特殊性をもっています。さらに、緊急性や絶対的な意味での必要性を有しないことから、患者さんの自発的な意思や歯科医師の誘導的な発言によって選択されます。これらの理由から、その施行にあたっては、治療にともなう危険性や合併症・偶発症も含めた患者さんへの十分な説明とそれに対する同意が必要となります。

以前とは異なり、医療において「インフォームド・コンセント」が必要であり重要であることについては、異論を差し挟む人はいないでしょう。ただ、「インフォームド・コンセント」において要求される内容は、社会の変化に従って変わります。現在では、「安全」と「安心」という観点から、「インフォームド・コンセント」が要求されています。本書は、このような観点に立ってこの問題を解説しています。

また、患者さんが、提供を受けた医療が「安全」ではなかった、「安心」していたのに裏切られた、と感じることがあります。この場合、患者さんは苦情や要求という手段に出ます。いわゆる「クレーム」です。それゆえ、「安全」と「安心」という観点から「インフォームド・コンセント」の内容を考えることは、患者さんによる「クレーム」を予防するうえでも、きわめて重要です。本書では、「インフォームド・コンセント」の問題を考えるにあたって、「クレーム」の予防という観点も加味しています。

*

さて、個人的なことで恐縮ですが、本書を執筆する私たちは、血を分けた兄弟です。福島にある原子力発電所の近くで生まれ、それぞれ夢を抱いて上京しました。まったく別の道に進みましたが、奇しくも共同執筆する機会を得て、大いに感激しています。

私たちを産み育ててくれた父・源一と母・博子、そして、私たちの最初の「教師」であり今も後ろ姿で導いてくれている長兄・源之に、本書を捧げます。博子は、現在がんで闘病中です。目の黒いうちに間に合ってよかった。

2018 年 12 月

宗像 雄、宗像源博

本書を読む前に ―インプラント治療における同意書を取り巻く現状―

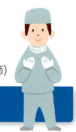

宗像源博（歯科医師）

歯科医師が考える**歯科診療の特殊性**

通常、我々歯科医師が同意書を取得する医療行為としては、抜歯や義歯・ブリッジ等の自費補綴処置に限定され、歯周組織検査やパノラマエックス線、根管治療やCR充填等の保険処置に対して同意書を取ることはありません。また自費診療の同意書に関してもお金の同意書であって、診療内容や検査に関する同意書を取得する習慣自体、歯科医師にはありません。むしろ「1対1の人間関係で歯科医療は構築されているから同意書などいらない」といった歯科医師の意見や、「同意書は仰々しいし、こわいことを書くと患者さんが治療を受け入れなくなる」といった意見をよく聞きます。一方医科の診療においては、保険診療の有無にかかわらず、採血やMRI、造影CTといった検査や手術行為、化学療法やセカンドオピニオンなど、さまざまな説明書や同意書が作成され、用いられています。

歯科医師が考える**インプラント治療の特殊性**

自費診療のカテゴリーにおけるインプラント治療の特殊性として、

❶ CT検査やシミュレーション、血液検査等の検査が必須
❷ 外科処置をともなう
❸ 治療期間が長期（半年〜1年）化しやすい
❹ 矯正治療を含めた他の自費診療より、料金が高額

が挙げられます。

通常の自費による補綴治療であれば、外科処置もCT等の検査もなく1か月程度の短期間で終了し、大きな有害事象が生じることもありません。したがって患者さん自身のキャラクターに問題があるケースや全顎補綴治療といった咬合全体を変化させる治療のケースを除いて、医療費に関する同意書さえあれば特に大きな問題は生じないと思われます。また、矯正治療でも、治療期間が1年以上かかることがほとんどですが、検査や治療期間に関する同意書はないことが多いです。とはいえ、審美の面に関する要求が高い成人患者さんの矯正治療以外は、大きな問題が生じたことを耳にすることは多くはありません。

しかしインプラント治療では多くのトラブルが報告されています。また、そのトラブルの内容も、抜歯即時や即時荷重等の診査・診断に関わるもの、下歯槽神経や上顎洞炎、術後感染等の外科的合併症によるもの、審美性や治療期間等の補綴学的合併症によるもの、上部構造装着後比較的短期間に生じた動揺や排膿等のインプラント自体に関するもの、保証期間に関するもの、さらには信頼関係が壊れて転院することにともなうものなど、きわめて多種多様です。

日本におけるインプラント治療の特殊性❶

　日本には学会含めインプラント治療の専門医、いわゆる「インプラントロジスト」が多数存在します。しかし、欧米の（アメリカ、スイス、スウェーデン等）のインプラント治療は、口腔外科医が外科処置を、補綴医が上部構造の製作を、歯周病医がメインテナンスを行う分割（餅は餅屋）システムが多く導入されています。したがって診断〜手術〜上部構造製作〜メインテナンスと一貫して1人の歯科医師がインプラント治療を行うシステムは、日本中心のものです。このことが後述する、書面によるインフォームド・コンセントと患者さんとの口頭のみによる信頼関係の履き違えを増長する大きな原因にもなっています。

日本におけるインプラント治療の特殊性❷

　現在のインプラントは骨結合型のスクリュータイプのチタン製インプラントですが、過去には、骨膜下インプラントや歯内骨内インプラント、ブレードタイプインプラント、日本で開発された人工サファイアのインプラントなど、1990年代に使用されていたインプラントは多種に及びます。これだけ多種のインプラントが混在することは、現在の超高齢社会におけるインプラント治療を悩ませる大きな原因の1つとなっています。

　また、日本のインプラントシェアは、その国民性からなのかは不明ですが、たばこやビール、車のようにさまざまなメーカーのインプラントが現在もなお用いられています。医療材料として歯科医師が選択すること自体は問題ないのですが、コンポーネントを締結するドライバーが統一化されておらず、インプラントの特定とそれに合致するドライバーがない限り、軽微な修理も行えないことが、在宅医療や転医患者さんの治療をより複雑にしています。

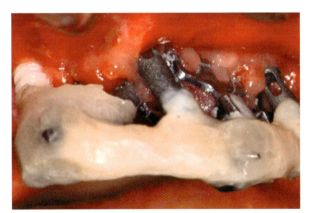

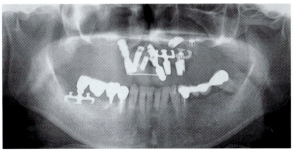

種類の異なるインプラントが混在する口腔内。

弁護士が考えるインプラント治療の特殊性

インプラント治療をするとの選択は、多くの患者さんにとって「難しい決断」。歯科医師は、まずこの点を肝に銘じる必要がある

　インプラント治療は、他の治療法と比べて、外科的侵襲の程度が大きいうえに、必要となる医療費も高額、しかも、多くはいわゆる「自費診療」です。また、審美的な観点を重視した結果として選択されることも多いです。

　歯科医師にとっては「日常的」な出来事でも、患者さんにとっては「清水の舞台から飛び降りる」ような出来事なのです。

素人である患者さんがその内容を正しく理解するには、説明にあたって特別な工夫をする必要もある

　インプラント治療の内容は、長期間にわたるうえ複雑です。そこで、たとえば、適切な言葉や表現を選ぶ、平易な言い回しを用いる、患者さんの理解度を確認しながら進める、といった工夫が欠かせません。

患者さんが治療を受けることに対して「前のめり」になっている状態にある

　インプラント治療に関しては、比較的新しく、画期的な治療法でもあり、患者さんの期待度が高いと言えます。より端的には、患者さんは「バイアス」がかかった状態にあります。それゆえ説明にあたって、誤った内容とは言えなくても、不用意な言葉や表現を用いれば、患者さんは、すでにある「バイアス」も手伝ってたちまち誤解に陥ってしまいます。

　たとえば、過大な期待を抱かせる言葉や表現は避けなければなりません。不確実なものをあたかも確実であるかのように説明することも、同様です。

　インプラント治療は「打ち出の小槌」ではありません。「バイアス」がかかった状態にある患者さんも、時間が経てば「目が覚め」ます。そのときに指弾されないような説明を心がける必要があります。

近年、インプラント治療に関しては、歯科医師間で激しい「競争」が繰り広げられているという状況がある

　これは、医療費が高額であることに起因するものでしょう。

　もとより「競争」それ自体は、患者さんにとっても、社会にとっても歓迎すべき事柄です。ただ、気になるのは「競争」の方法です。インプラント治療に関する知見や技術の高低ではなく、医療費の金額や保証の有無・内容といった「医療」としては付随的なサービスによって、他者との「差別化」を図ろうとする歯科医師も少なくありません。このようなことは健全な「競争」とは言えません。

　事実、医療費の金額や保証をめぐって患者さんとトラブルになるケースは少なくありません。トラブルの発生を防ぐためには、これらの付随的なサービスに関しても、ていねいな説明をしておく必要があります。

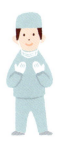
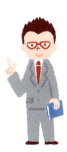

本書は、このように歯科医療およびインプラント治療の特殊性を熟知したインプラントの専門医および医療専門の弁護士が、同意書の必要の有無とその理由、説明のスケジュールやポイントについて、読者がわかりやすいよう具体的に解説していきます。

CONTENTS

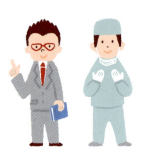

序文 … 3
本書を読む前に ―インプラント治療における同意書を取り巻く現状― … 4

PART1
適切な「インフォームド・コンセント」とはどのようなものか … 11

1 「インフォームド・コンセント」は大切です … 12
1. 医療には「インフォームド・コンセント」が不可欠／12
2. 「インフォームド・コンセント」が必要であることは、「医療」の本質に由来している／12
3. 「インフォームド・コンセント」は、患者さんを人間として尊重するために必要なこと／12
4. 「インフォームド・コンセント」は、「安全」と「安心」な医療において必要な事柄／13
5. 患者さんに対して説明すべきこととは／15
6. 患者さんに対して説明をするにあたって留意すべきこと／16

2 「クレーム（不当要求）」への対策も忘れずに … 17
1. 歯科医療で生じるクレームとは／17
2. 患者さんに不利益な事実が生じなくても、トラブルは発生する／18
3. なぜ患者さん等は、「クレーム」の申立てをするのか／19
4. なぜ患者さんと歯科医療者の間に誤解が生じるのか／20
5. 患者さんとのトラブルは新たな悲劇を生む／21
6. 「インフォームド・コンセント」はトラブル予防策の1つ／21

対談 弁護士 × 歯科医師
「インフォームド・コンセント」に関する理解を深め、適切に行われることを目指して … 22

- 対談1　なぜ「インフォームド・コンセント」が重要なのか … 22
- 対談2　「インフォームド・コンセント」が、より重要性を帯びる
インプラント治療 … 29
- 対談3　患者さんの「意思」と「医学的適応」 … 33

PART2
これだけは作成しておきたい説明書と同意書　　39

1 インプラント治療では、適切な時期に、
適切な内容の説明が必要となる …………………………………… 40

2 インプラント治療の各段階で、
患者さんへの説明と同意が必要となる …………………………… 41

3 6つの書類例と活用ノウハウ ………………………………………… 42

書類① 補綴治療（インプラント治療を含む）に関する説明書 …………… 43

good document ―望ましい書類例―／44
書類作成の POINT ／48　　　患者説明の POINT ／49
bad document ／50

書類② インプラント治療を受けるための検査等に関する説明書 ………… 51

good document ―望ましい書類例―／52
書類作成の POINT ／54　　　患者説明の POINT ／55
bad document ／56

書類③ インプラント治療の治療計画に関する説明書 ………………… 57

治療計画の書類作成と患者説明の前に／58
1 「インプラント治療」の特色／58
2 「インプラント治療」における説明の難しさ／58
3 「治療計画」の説明をする時期／58
4 「治療計画」の説明の内容／60
5 「治療計画」の説明にあたって留意すべき事項／60
6 患者さんの「同意」について／61
good document ―望ましい書類例―／62

書類④ インプラント体の埋入手術等に関する説明書 …………………… 65

good document ―望ましい書類例―／66
書類作成の POINT ／70　　　患者説明の POINT ／71
bad document ／72

書類⑤ インプラント上部構造の製作および装着に関する説明書 ………… 73

good document ―望ましい書類例―／74
書類作成の POINT ／78　　　患者説明の POINT ／79
bad document ／80

書類⑥ インプラント治療を受けられた患者さんへ ………………………… 81

good document ―望ましい書類例―／82
書類作成の POINT ／86　　　患者説明の POINT ／87
bad document ／88

PART3

インプラント治療の保証制度と転医患者さんへの対応に関して　89

1 法律の専門家からみるインプラント治療の「保証」　90

1 「保証」自体に問題がある？／90
2 法律的な意味での「保証」とは／90
3 従来のインプラント治療の「保証」は、「保証」ではなく「保険」？／90
4 「保証」をするなら、対象と給付を明確に／91
5 望ましい「保証」の対象となる「事実の内容」とは／92
6 望ましい「保証」によって受けられる「給付の内容」とは／92
7 保証期間の内容を具体的に記載する／92
よく見かける「インプラント治療の保証に関して」の例／94

2 インプラント治療に関しては、患者さんの「転医」をめぐる
トラブルが少なくありません　96

1 「転医」とその原因／96
2 法律的な問題点—後医の責任の範囲が不明確になる—／96
3 患者さんが抱えている問題点／97
4 「急がば回れ」／97

書類❼ 他院でインプラント治療を受けられた患者さんへ　99

good document ―望ましい書類例―／100
書類作成の POINT ／102　　患者説明の POINT ／103

PART4

インプラント治療にかかわるさまざまな問題への対応 Q&A　105

Question 1 合併症・偶発症と法律的な責任の有無　106
Question 2 転医してきた患者さんに対する対応　108
Question 3 未認可の医療材料を用いる場合の問題点　110

column

インプラント治療の「インフォームド・コンセント」は
難しい！　13

インプラント治療における安全と安心　14

「モンスター患者」はいない！　17

インプラント治療に関する報告（国民生活センター）　38

治療計画変更を踏まえた、十分な説明を！　61

高齢者に対するインプラント治療介入について　64

インプラント治療の「医療水準」の1つとして
注目したい「診療ガイドライン」　64

インプラント治療後に生じる合併症（5年）　85

インプラント治療の安心感とは？　85

インプラント治療の保証が歯科医師の首を絞める！　93

患者さんの転医は少なくない　98

転医先でトラブルになりやすいインプラント治療　104

PART1
適切な「インフォームド・コンセント」とはどのようなものか

1 「インフォームド・コンセント」は大切です

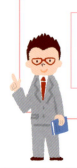

宗像 雄（弁護士）

1　医療には「インフォームド・コンセント」が不可欠

　ほとんどの医師、歯科医師その他の医療従事者は、このことを認識したうえで日々の診療に従事しています。「インフォームド・コンセント」は、倫理的な見地から要求されるだけにはとどまりません。法律的にみても、医療従事者は患者さんに対して「説明義務」を負う、という形で、「インフォームド・コンセント」の考え方が採用されています。

　それでは、なぜ「インフォームド・コンセント」が必要とされるのでしょうか。この点を正しく理解している医療従事者は、必ずしも多いとは言えません。

2　「インフォームド・コンセント」が必要であることは、「医療」の本質に由来している

　医療においては、それを決定して実施する人と、それによって不利益を受ける人が「別人」です。このことが、「インフォームド・コンセント」が必要とされる理由です。

3　「インフォームド・コンセント」は、患者さんを人間として尊重するために必要なこと

　そもそも医療行為を行うかどうか、どのような医療行為を行うかを決定し、さらには、決定された医療行為を患者さんに対して実施するのは、「専門家（プロフェッショナル）」である医師、歯科医師その他の医療従事者です。これに対し、医療行為を受けたことで合併症・偶発症や副作用その他の不利益を受けるのは、患者さんです。

　人間は、誰もが「個人として尊重」されなければなりません（憲法13条参照）。このことは、医療従事者であっても患者さんであっても変わりません。

　医療従事者が一方的に決定して実施したことによって生じる不利益を他人（患者さん）に押しつけることは、身勝手な振る舞いであって許されません。また、他人（医療従事者）が決定し実施したことによって一方的に不利益を被ることは、患者さんにとってきわめて酷です。医療従事者が決定して実施したことによって患者さんが不利益を被ることがありうるとしても、それが正当化されるためには、医療従事者が決定し実施する医療行為によって期待される効果とそれに含まれる危険性（リスク）について、患者さんが、事前に、これを正しく理解したうえで引き受けたことが必要です。自分で引き受けた以上、不利益であってもこれを甘受しなければなりません。これが、患者さんが「個人として尊重」される、という意味です。

　そして「インフォームド・コンセント」は、医療行為によって期待される効果とそれに含まれる危険性（リスク）について、患者さんがこれを引き受ける仕組み、ないしプロセスとして要求されます。

すなわち「インフォームド・コンセント」は、医療において患者さんを人間として尊重するために必要な事柄なのです。

4 「インフォームド・コンセント」は、「安全」と「安心」な医療において必要な事柄

　本書の序文（3ページ参照）でも述べたとおり、近年、歯科医療を含めた医療の分野においても、「安全」と「安心」ということが強調されています。すなわち疾患に対する治療は、「安全」であることに加えて、患者さんが「安心」できる方法で、行われる必要があります。

　医療従事者が、説明を通じて、患者さんに対し、期待される治療効果や治療にともなう危険性（リスク）を正しく、ありのままに伝えます。患者さんが、これらの内容を十分に理解したうえで治療を受けるかどうかを決定します。このような「インフォームド・コンセント」が行われることで初めて、危険性（リスク）があってもなお「安全」であると言えます。同時に、患者さんが「安心」して治療を受けることができます。

　医療機関は、良質かつ適切な医療を提供しなければなりません。これは、医療機関に課せられた社会的な使命であり、責任です（医療法1条の4参照）。良質かつ適切な医療とは、「安全」で「安心」な医療です。これが、多くの患者さんの考えでしょう。

　それゆえ、適切な「インフォームド・コンセント」が行われることは、医療機関が良質かつ適切な医療を提供するための「必要条件」です。すなわち、「インフォームド・コンセント」は、患者さんのための仕組みではありません。医療機関、そこで診療に従事する医師、歯科医師その他の医療従事者自身のための仕組みなのです。

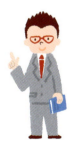

> 以上のことから、「インフォームド・コンセント」は、現代の医療においてきわめて重要なものです。また、その重要性は、一時的なものではなく、今後時間の経過とともにますます大きくなっていくことでしょう。
> 　医師、歯科医師その他の医療従事者は、このことを肝に銘じなければなりません。

column

インプラント治療の「インフォームド・コンセント」は難しい！

宗像源博（歯科医師）

　インプラント治療の特殊性として、❶治療方針が歯科医師によって異なること、❷外科的侵襲をともなうこと、❸治療期間が長いこと、❹検査やメインテナンスを含め自費治療（高額な治療費）になることが挙げられ、インフォームド・コンセントを難しくさせていると言えます。たとえば金属床などの補綴治療の患者さんへの説明であれば、短期的な治療であることから治療費とその効果（義歯が薄くなる、クラスプが目立たなくなる等）を挙げればよいだけですし、抜歯であれば外科的合併症のみを説明すればよいです。自費でかつ治療期間の長い矯正治療でも、他に治療方法がないことや、外科的侵襲を基本ともなわないこと、対象が未成年者が多いこと、長期的なメインテナンスの責任を有さないことからも説明内容は難しくありません。CT検査による精密な診断や外科的合併症、長期的なメインテナンスに対して責任を有するインプラント治療の「インフォームド・コンセント」は、視覚的材料を含め十分な理解が図れるよう時間を取る必要があります。

column

インプラント治療における安全と安心

宗像源博（歯科医師）

「安全」は

病院や診療所の設備や機材、医師の技術によって相当な程度まで達成することが可能。

「安心」は

患者さんが抱くイメージや感情。別の言葉で言えば「納得感」。
（食品における国産やブランド品など。医療においては、〇〇病院や〇〇教授などのブランド名や、年間〇〇症例、成功率〇〇％等の実績など）

── インプラント治療における**安全**の例 ──

滅菌システムや手術室の完備

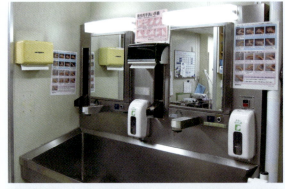
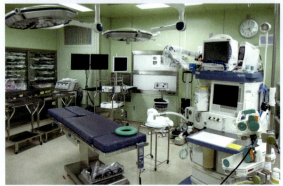
（昭和大学歯科病院）

最新機器やシミュレーションシステム

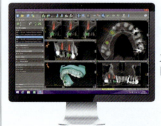
ストローマン・ジャパン
「coDiagnostiX™」

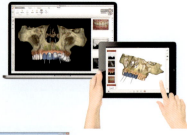
ノーベル・バイオケア・ジャパン
「NobelClinician」

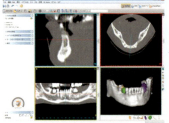
デンツプライシロナ
「SIMPLANT®」

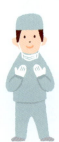
必ずしも安全が安心を生むわけではありません！

5 患者さんに対して説明すべきこととは

「インフォームド・コンセント」、すなわち患者さんに対して説明をしてその同意を受けるにあたって、診療の現場でもっとも頭を悩ませるのは、何を説明しなければならないか、ということです。

すでに述べたとおり「インフォームド・コンセント」が必要とされるのは、医療行為によって期待される効果とそれに含まれる危険性（リスク）について、患者さんにこれを正しく理解させたうえで引き受けさせるためです。それゆえ「インフォームド・コンセント」において説明しなければならないことは、抽象的に言えば、次の各項目となります。

- ㋐ 患者さんの身体状況、病状
- ㋑ 医療従事者が決定し実施する医療行為によって期待される効果
- ㋒ それに含まれる危険性（リスク）の内容

もちろんこれらの具体的な内容は、実施しようとする医療行為の性質や内容に加えて、説明を受ける患者さんがどのような人であるかによっても異なります。それゆえ、最終的にはケース・バイ・ケースということになります。

ただ、一般的に言えば、次の各項目について説明をしなければならないと考えられるでしょう。

- ❶ 患者さんの疾患の内容
- ❷ 実施予定の手術の内容
- ❸ 当該手術に付随する危険性
- ❹ 他に選択可能な治療方法があれば、その内容と利害得失
- ❺ 予後

ちなみに、❶は上記の㋐に、❷と❺は上記の㋑に、❸と❹は上記の㋒に、それぞれ対応しています。

患者さんに対して説明をするにあたっては、❶ないし❺の各事項をすべて網羅するよう心がけなければなりません。書面を用いて「インフォームド・コンセント」を行う場合、患者さんに対する説明の際に用いる書面には、❶ないし❺の各事項を漏れなく記載する必要があります。中でも、もっとも注意しなければならないのは、❹です。そもそも実施しようとしていない医療行為に関する内容です。それゆえ往々にして患者さんに対する説明が不十分になりがちです。

ところで、選択可能な治療法にはたくさんのものがあります。❹に関しては、どこまでの治療法を説明すればよいのかという疑問が生じます。この点に関しては、基本的には「診療当時の臨床医学の

実践における医療水準」（以下「医療水準」と言います。）に従って判断されます。歯科医師は「医療水準」に基づいた医療を提供しなければなりません。患者さんに対しても、「医療水準」として確立している治療法の内容を説明し、そのうちのどれを選択するかを決定してもらう必要があります。

また、「医療水準」として確立している治療法が複数存在する場合もあります。この場合は、患者さんがそのどれを選択するかにつき熟慮のうえ判断することができるような方法で、それぞれの治療法の違いや利害得失をわかりやすく説明する必要があります。具体的に言えば、「医療水準」として確立している治療法を挙げたうえで、治療法ごとに長所と短所を具体的に説明する、ということです。

6 患者さんに対して説明をするにあたって留意すべきこと

患者さんに対して説明をする際は、次の2点に留意してください。

第1に、説明する内容に誤りがないよう、事前に十分に確認をしておいてください。患者さんが正しい決定をするためには、説明の内容が正しいものであることが必要です。説明した内容が誤りであると、適切な「インフォームド・コンセント」を行ったとは言えません。

また、患者さんから予想外の質問を受ける場合もあります。このような場合に、返答した内容が不正確なものであったり、誤解を生みかねないものであると、後日、患者さんから説明を受けた内容に誤りがあったという指摘を受けることになります。そして、それが治療が実施された後であると、取り返しがつきません。それゆえ、その場では返答せず、きちんと調べたうえであらためて返答するのがよいでしょう。

第2に、歯科医師が患者さんに最適なものであると考えて選択した医療行為と、患者さんが実施を希望する医療行為とが、一致しない場合もあります。この場合、歯科医師はつねに患者さんが希望する医療行為を実施しなければならない、ということではありません。少なくとも、歯科医師は、自らの信念と医学的知見に基づき、自らが患者さんに最適と考える医療行為を行うべく、患者さんに対して説得を試みる必要があります。これは、「専門家」としての「矜持」であり、「使命」でもあります。

ただ、患者さんに説得を試みる以上は、歯科医師は患者さんに対して自らが依って立つ「信念と医学的知見」の内容、すなわち自らがその医療行為を選択した理由についても具体的に説明をする必要があります。「専門家」である歯科医師が、「素人」である患者さんの無知につけ込んで、いわば「あしらう」「ごまかす」ことによって自分の考えを「押しつけ」ることは、あってはなりません。

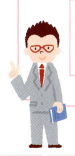

2 「クレーム（不当要求）」への対策も忘れずに

宗像 雄（弁護士）

1 歯科医療で生じるクレームとは

近年、歯科診療の現場で歯科医師やその他の医療従事者が頭を悩ませているものに、患者さんとの間のトラブル、患者さんとその家族による「クレーム（不当要求）」の問題があります。

患者さんとの間のトラブルの内容はさまざまです。その内容から4つに分類することができるでしょう。

❶ 歯科診療それ自体に関するもの
❷ 予約制、休診日その他の診療の態勢に関するもの
❸ 医療費の支払いに関するもの
❹ 歯科医師やその他医療従事者の患者さんに対する言葉遣いや接し方に関するもの

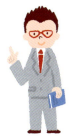

どれも軽視できないものばかりですが、歯科医師にとって❶が特に重要であることは、言うまでもありません。

column

「モンスター患者」はいない！

宗像源博（歯科医師）

　歯科治療は医科とは異なり、基本的に1対1の接遇となることから、歯科医師との相性や性格の不一致等によるトラブルがしばしば起こりやすいです。さらには歯科医師側が、「うるさい」「要求が細かい」「話しが長い」などの患者さんを、いわゆる「モンスター患者」と呼んでいることもあります。しかし、これはあくまでも患者さんの高い要望や不安に起因する要求であって、「安全」かつ「安心」な医療のうちの「安心」が得られていない証です。したがって、患者さん側に問題があるのではなく、歯科医師側の説明不足に起因するものであることを理解しなければ、「クレーム」に発展することは言うまでもありません。

2　患者さんに不利益な事実が生じなくても、トラブルは発生する

トラブルの原因となる事象もさまざまです。代表的なものは、次の2つです。

Ⓐ 患者さんに不利益な事実が生じたこと

Ⓑ 患者さんが抱いていた「期待」を損なったこと

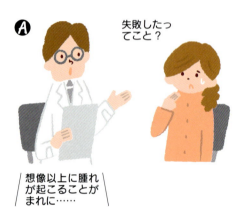

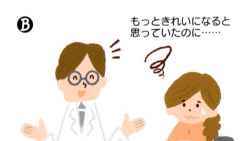

　Ⓐは、治療後に患者さんに、たとえば合併症・偶発症や副作用などが生じたケースです。このケースでは、これらを患者さんが治療上の過誤（ミス）によるものと「誤解」し、過誤（ミス）であるとする患者さんの主張と、そうではないとする歯科医師の主張が対立して、トラブルが発生します。

　他方、患者さんに不利益な事実が生じなくても、トラブルが発生することがあります。それは、Ⓑ治療によって得られた結果が、患者さんが抱いていた「期待」を損なったケースです。

　患者さんは、治療を受けるにあたって、一定の治療効果を「期待」しています。このこととの関係で、治療上の過誤（ミス）がなく、さらには合併症・偶発症や副作用などが生じなくても、抱いていた「期待」が損なわれたことで、トラブルが発生することがあります。そしてこの点が、歯科診療においてトラブルが発生しやすい事情の1つとなっています。

　すなわち、歯科診療で患者さんの「期待」は、主に機能と審美の点に向けられています。ただ、機能も審美も、患者さんにとってはあくまでも「主観」的なものです。自分の満足感や納得感がその判断の基準となります。それゆえ、医学的にみて十分な治療効果を上げたケースでも、患者さんが、得られた結果では「満足できない」「納得できない」と考えたことで、トラブルが発生します。

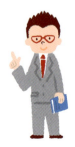

患者さんが抱いていた「期待」を損なったことでトラブルが発生するのは、患者さんが、医学的には本来ありえない治療効果を「期待」していたためです。この意味では、やはり患者さんの「誤解」が原因（の1つ）となっています。

3　なぜ患者さん等は、「クレーム」の申立てをするのか

　歯科医師その他の医療従事者からみると、ほとんどの場合、患者さんとの間のトラブルは、患者さんやその家族（以下まとめて「患者さん等」と言います。）による「クレーム（不当要求）」の申立てという形で目の前に現れます。それゆえ「クレーム」の申立てを受けることをできるだけ避けること、申立てられた「クレーム」に迅速かつ適切に対処することができれば、患者さんとの間のトラブルの発生やその重大化を防ぐことができます。

　患者さん等が「クレーム」の申立てに至る原因は、上記のとおり患者さんの「誤解」にあります。

Ⓐ に関する患者さんの「誤解」⇒「クレーム」に発展

　絶対に安全な医療行為はありません。また、人間は誰もが「世界に一つだけの花」であり、それゆえに医療は不確実なものです。

　合併症・偶発症や副作用が患者さんにとって好ましい結果ではないことは当然です。もとより、すべての患者さんにこれらが発生するわけではありませんが、不運にも発生した場合でもそれが避けられない面もあります。

Ⓑ に関する患者さんの「誤解」⇒「クレーム」に発展

　そもそも、治療行為には「限界」があります。医学的にみれば、治療によって得られる効果は、あくまでも限定的であり、かつ、不確実です。たとえば、症状が回復することはなくても、その悪化を食い止めただけで十分な治療効果が得られたと考えられるケースもあります。また、治療行為が何の過誤（ミス）もなく成功裏に終わっても、期待されていた効果が生じるか、どの程度生じるかには、個人差があります。

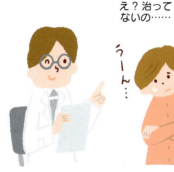

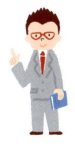

ほとんどの患者さんはこの内容を理解したうえで治療を受けていますが、一部にそうではない患者さんもいます。このような患者さんは、「誤解」していたことを前提に「クレーム」を申立てます。歯科医師やその他の医療従事者は、「誤解」に基づく「クレーム」を受けたことで、強く困惑し動揺します。

弁護士が考える歯科診療の特殊性

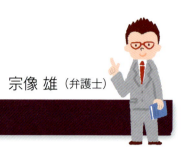

宗像 雄（弁護士）

「インフォームド・コンセント」、すなわち患者さんに対して説明をしてその同意を受けることは、「医療」にとって本質的なものである

どのような「医療」を提供するかは、医師、歯科医師その他の医療従事者が、「専門家（プロフェッショナル）」としての医学的な知見に基づいて判断・決定すべき事柄です。他方、患者さんは、「医療」の提供を受けるかどうかを自ら決定する権利（自己決定権）を有しています。それゆえ「医療」の提供にあたっては両者をつなぐ必要があります。「インフォームド・コンセント」は、まさに両者をつなぐ「要（かなめ）」として要求されるのです。

歯科診療では、「インフォームド・コンセント」はより重要な意味を有している

歯科診療には、一般に治療法の選択の範囲が広いという特色があります。たとえば、一口に「補綴」といってもさまざまな方法があります。また、特定の方法を選択しても、さらに医療材料を含めてどのような内容とするかという問題もあります。そして、どの治療法を選択するかは、「機能」「審美」および「経済」の面で患者さんの重大な関心事です。このようなことを考慮すると、歯科診療においては、患者さん自身が広い選択肢の中から自分にとって最適と考えられるものを選択することができるよう、患者さんに対してより一層ていねいな説明をすることが求められると言えます。

患者さんへの説明の内容と患者さんから同意を受けた事実は、正確に記録されなければならない

「インフォームド・コンセント」は、単にやればよい、ということではありません。「医療」は、患者さんによる「納得」のプロセスでもあります。「医療」の提供を受けたけれども、事前に予想できなかった事情で所期の目的を達成できない、あるいは、合併症・偶発症や副作用が出現した等の事情で好ましい結果が得られない、というケースもあります。このようなケースでは、その「医療」を提供した医師、歯科医師その他の医療従事者とその提供を受けた患者さんとが、相互に「出発点」を確認しあうことが必要です。この「出発点」となるものが「インフォームド・コンセント」であり、その内容が記録されていなければ、後日、双方がそれを確認することができません。

歯科診療においては、書面を用いた「インフォームド・コンセント」、すなわち患者さんに対して書面に基づいて説明をし、患者さんから書面による同意を受けることを、強く推奨する

書面を用いた「インフォームド・コンセント」は、患者さんとの信頼関係を作り、それを強化することに役立ちます。良質かつ適切な「医療」は、医療従事者と患者さんとの「信頼関係」を基礎としています（医療法1条の2第1項参照）。書面を用いた「インフォームド・コンセント」により、治療を行った際に「出発点」を確認して「納得」したうえで次のステップに進みます。とりわけ歯科診療においては、このような診療の進め方こそが、患者さんにとって「安全」と「安心」を実現するものであるということができるでしょう。

ぜひ、積極的に取り組んでください。

4 なぜ患者さんと歯科医療者の間に誤解が生じるのか

　患者さんが「誤解」に至る原因は、患者さんの「理解不足」だけではありません。歯科医師やその他の医療従事者がした「説明」の内容に問題があるケースもあります。具体的には、次のものです。

❶「説明」それ自体が「不足」していた

❷「説明」した内容が「不適切」であった

問題点：❶「説明」それ自体が「不足」していた場合

　❶は、たとえばごくごく抽象的な内容を説明しただけで治療行為を開始した場合です。
　「インプラント治療を実施する」との説明を受けても、素人である患者さんは、その内容を正しく理解することができません。どのような合併症・偶発症や副作用が発生する可能性があるのか、機能や審美の点でどのような効果が期待できるかを、正しく認識することはできません。

問題点：❷「説明」した内容が「不適切」であった場合

　❷は、たとえば発生することが不確実な効果をあたかも確実なものと説明した場合や、特定の患者さんに生じた効果をあたかもすべての患者さんに生じるもののように説明した場合です。「めったにない」「飛行機が墜落する程度」というあいまいな表現や言葉で患者さんを「煙に巻いた」場合もあります。
　これらの場合は、わざとではなくても、歯科医師による「説明」が患者さんの「誤解」を誘発した、と考えられるでしょう。

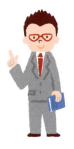

❶も❷も患者さんに必要な情報が与えられていなかった、という点では共通しています。適切な「インフォームド・コンセント」が行われていないのです。それゆえ見方を変えれば、「インフォームド・コンセント」のあり方を工夫することによって、患者さんが「誤解」することをある程度防ぐことが可能です。

5　患者さんとのトラブルは新たな悲劇を生む

　そもそも歯科診療は、比較的小規模な施設で行われています。また、遠方から通ってくる患者さんはまれであり、患者さんのほとんどは施設の近隣に住む「ご近所さん」です。患者さん同士が知り合いであることも少なくありません。

　このような状況のもとで、患者さんとの間でトラブルが発生すると、それは、まさに「悲劇」です。

　患者さんとの間のトラブルは、「悪い評判」となって、他の患者さんにもあっという間に広まってしまいます。患者さんが施設に押しかけ、施設内で患者さんと口論になれば、来院していた患者さんは、その様子を間近に見ることになります。他の医療従事者では対応できず、歯科医師自ら患者さんに対応しなければならないことも多いでしょう。歯科医師は、診療に関しては「百戦錬磨」であっても、トラブルに対処した経験には乏しいです。それゆえ、慣れない患者さんとの対応に疲弊し、歯科医師が精神的に追いつめられるケースも珍しくありません。

6　「インフォームド・コンセント」はトラブル予防策の1つ

　このように、歯科医師にとって、患者さんとの間のトラブルは、発生する頻度の高い「悲劇」、言い換えれば、「今そこにある危機」です。

　そして、上記のとおり、トラブルないし「クレーム」は、治療上の過誤（ミス）がなくても、医学的に十分な治療効果を上げていても、患者さんの「誤解」を原因として発生します。それゆえ、治療を行わない以外に、トラブルの発生を完全に防止する方法はありません。歯科医師は、「トラブルの発生は避けられない」と考えるべきです。

　そこで、歯科医師にとっては、その発生が避けられない以上、トラブルが発生した場合の対処の仕方を「準備」しておくことが、きわめて重要となります。この「準備」の1つが、書面を用いた「インフォームド・コンセント」、すなわち患者さんに対して書面に基づいて説明をし、患者さんから書面による同意を受けることです。

　説明を書面に基づいてすることで、患者さんの「理解不足」を補うとともに、「誤解」を防ぐことが期待できます。たとえば、書面に合併症・偶発症や副作用を具体的に記載しておくことによって、治療上の過誤（ミス）があったケースとそうではないケースとを、明確に区別することができます。説明した内容が記載された書面を交付することで、家族による（理解に向けた）助力を期待することもできます。書面に記載するにあたってより適切な表現や言葉を選ぶことを通じて、患者さんに過大な「期待」を抱かせないよう細心の注意を払うこともできます。

　さらに、「誤解」につながりそうな事項について、あえて書面に記載していわば「念押し」することによって、患者さん等による「クレーム（不当要求）」の「芽」を先に摘み取っておくこともできます。

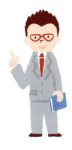

このように、患者さん等をいわゆる「クレーマー」にしないためにも、書面を用いた「インフォームド・コンセント」はきわめて重要な機能を果たします。

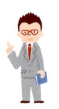
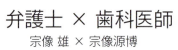

弁護士 × 歯科医師
宗像 雄 × 宗像源博

「インフォームド・コンセント」に関する理解を深め、適切に行われることを目指して

対談 1　なぜ「インフォームド・コンセント」が重要なのか

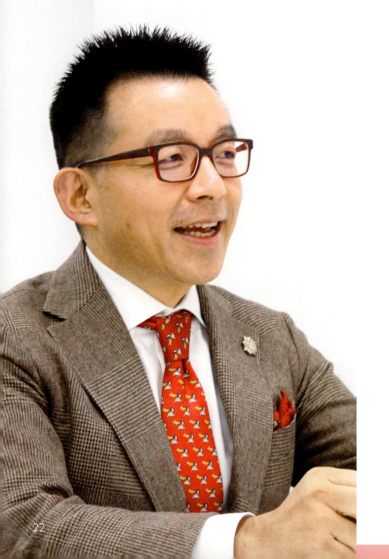

弁護士・宗像 雄

本書は、歯科診療にあたって患者さんとの間で書面を用いた「インフォームド・コンセント」を行うことを強く推奨しています。これは、医療現場で実際に生じているさまざまな問題を適切に解決するうえでも、きわめて有効です。
　その理由を詳しく説明します。

1　「インフォームド・コンセント」をするのは誰のためか

医師、歯科医師を含め、医療従事者は、診療にあたっては患者さんとの間で「インフォームド・コンセント」が必要である、ということは、知っています。ただ、なぜ必要なのか、言い換えれば、何のために「インフォームド・コンセント」をするのかについては、十分には理解されていないように感じます。

「インフォームド・コンセント」に関しては、倫理的な見地から説明されることが多いように思います。医療に従事する者の当然の義務だ、という説明です。診療を受ける「患者さんのため」に必要である、だから、医療従事者は責任をもってやらなければならない、という内容です。
　ただ、この内容に関しては、全面的に間違っ

ていると言うつもりはありませんが、法律家からみると、いささか「偽善」的に聞こえてしまいます。

『偽』善なのですか。ということは、本当はそうではない。

そうです。法律的にみると、「インフォームド・コンセント」によって利益を受けるのは、患者さんではありません。診療を行う医療機関であり、そこに所属している医療従事者です。それゆえ、「患者さんのため」という説明は「偽善」的に聞こえます。

患者さんではなく、医療機関の側が利益を受けるのですか。歯科医師の中には、反対に「やらされている」という印象をもっている人も少なくないと思います。

これは、どういうことでしょうか。詳しく説明してください。

ようするに、「インフォームド・コンセント」によって、医療従事者や医療機関は、一定の範囲で責任を免れることができます。

あらゆる医療行為には、患者さんの生命や身体を侵害する危険（リスク）が含まれています。医療行為にともなうリスクと医療行為によって得られる効果は、いわば「コインの裏と表」です。また、医療行為を行うか、どのような医療行為を行うかを決定するのは、基本的には、医師、歯科医師その他の医療従事者です。患者さんは、これらの者が決定した内容に「同意」するだけです。それゆえ、ある医療行為を行い、それによって患者さんに合併症・偶発症や副作用その他の不利益が生じた場合、それについて責任を負うのは、本来、当該医療行為を行うことを「決定」した医療従事者であり、その者が所属する医療機関です。

ただ、事前に患者さんとの間で「インフォームド・コンセント」を行っていれば、患者さんは、これらの不利益が生じるおそれがあることを甘受したうえで、医療行為を行うことに「同

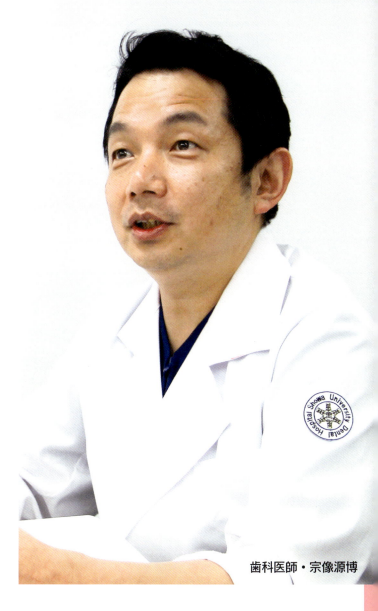

歯科医師・宗像源博

意」していることになります。それゆえ、患者さんに合併症・偶発症や副作用その他の不利益が生じても、医療従事者や医療機関はそれについての責任を免れることができます。

このように、「インフォームド・コンセント」は、本来医療従事者や医療機関が負うべき責任を、患者さん自身に「引き受け」てもらう効果を有しています。

まず、医療行為に関しては、医療従事者が決定している、と考えるのですね。

そうです。そもそも「同意」という言葉は、他人が一定の内容を「決定」していることを前提にしています。あくまでも「決定」したのは医療従事者です。患者さんは、医療従事者が「決定」した内容に「同意」したにすぎません。

そして、患者さんが「同意」したということは、単に「決定」した医療行為を行っても構わないという意味だけではないのですね。

そうです。患者さんの「同意」には、医療従事者が「決定」した医療行為にともなうリスクを「引き受ける」という意味があります。

2 「契約」という考え方

歯科医師は、事前に患者さんに対して「説明」をしてその「同意」を受けておけば、不運にも患者さんに合併症・偶発症や副作用その他の不利益が生じても、それについての責任を免れることができる、ということですね。
　感覚的には理解できますが、法律的にはどのように考えられているのでしょうか。

法律的には、上記の内容は、患者さんとの間の「契約」という考え方で説明されます。

医療機関と患者さんとの間には「契約」があるのですか。正直、患者さんと「契約」を締結したという意識はありません。「契約書」もありませんし。

「契約書」はなくても、「契約」は間違いなく存在します。診療契約という種類の「契約」です。患者さんを診療することも、医療費の支払いを受けることも、この診療契約に基づいています。
　ちなみに、患者さんと「契約」を締結しているのは、医療機関の運営主体、たとえば、医療法人です。いわゆる「個人営業」の場合を除いて、歯科医師個人が「契約」を締結するわけではありません。

「契約」という考え方によると、なぜ、医療機関は責任を免れることができるのでしょうか。

医療事故が発生した場合の医療機関の責任も、この診療契約に基づいています。

　医療事故が発生した場合、医療機関が患者さんやその遺族に対して責任（損害賠償義務）を負うことがあります。この責任は、「契約違反」、すなわち、医療従事者が「契約」で定められた義務を尽くさなかったことを理由とするものです（民法415条参照）。
　そして、「契約」の内容は、基本的には、医療機関と患者さんとの間の「合意」の内容に従います。この「合意」は、患者さんに対して「説明」をしてその「同意」を受けることで、成立します。患者さんに対して医療行為にともなって合併症・偶発症や副作用その他の不利益が生じるおそれがあることについて「説明」をし、患者さんの「同意」を受けていれば、そのことが「契約」の内容となります。それゆえ、不運にも患者さんに合併症・偶発症や副作用その他の不利益が生じても、それは「契約」の内容が現実のものとなったにすぎません。したがって、「契約違反」とは言えず、よって、医療機関が責任を負う必要もありません。

患者さんに対する診療にあたって「ミス」をしたから責任を負うのではなく、それが「契約違反」であったから責任を負う、ということですね。

少なくとも患者さんやその遺族に対する損害賠償責任に関しては、そのとおりです。それゆえ、医療機関が責任を負うかどうかに関しては、「契約」の内容が大きく関わってきます。

そして、医療機関と患者さんとの間の「契約」の内容は、どのようなものですか。

患者さんに対して提供する医療には、多種多様なものが含まれています。また、その内容は必ずしも「確定」されてはいません。患者さんの身体状況、病状の変化に応じて、当初予定されていた内容が変化します。むしろ、このような「臨機応変」な内容こそが、医療の特色でもあります。
　このことを考慮すると、患者さんとの間の「契

| 対談 | 弁護士 × 歯科医師
「インフォームド・コンセント」に関する
理解を深め、適切に行われることを目指して |

約」の内容に関しては、全体を通して「包括的なもの」が基盤（ベース）として存在し、個々の局面ごとに「個別的なもの」がある、と考えるのが適当でしょう。そして、特定の医療行為を行うにあたって、患者さんに対して「説明」をしてその「同意」を受けることは、この「個別」の内容を定めるものと言えるでしょう。

「インフォームド・コンセント」に関して、患者さんとの「コミュニケーション」と表現されることが少なくありません。「コミュニケーション」という言葉からは、たとえば「言葉のやりとり」といった、どちらかといえば「軽い」イメージを抱いてしまいます。

　そして、このことも、「インフォームド・コンセント」に対して十分な注意を払わない原因の1つとなっているように感じます。

我が国では「カタカナ語」が多用されます。ニュース番組を見ていても、聞こえてくるのは「カタカナ語」ばかり。

　「カタカナ語」を使うことは、それまで我が国になかった新しい概念を取り込む、という長所があります。反面、「カタカナ語」が定着する過程で、その言葉が本来もっていた意味とは別の意味のものとして使われるようになる、という短所があります。たとえば、「ハラスメント」です。我が国では、本来もっていた意味とは別の意味のものとして使われています。

　「コミュニケーション」も同様で、我が国では比較的「軽い」イメージで使われています。それゆえ、「インフォームド・コンセント」に関して、患者さんとの「コミュニケーション」と説明することは、適切とは言えません。法律的には、むしろ「契約締結交渉」と説明する方が適切でしょう。

歯科医師としても、患者さんとの間には「契約」があり、その内容は、患者さんに対して「説明」をしてその「同意」を受けることを通じて決まっていく、という考え方をもつ必要がありますね。

　このように考えれば、その重要性を自覚したうえで、患者さんに対する「説明」に臨むことができるでしょう。

「コミュニケーション」ではなく「契約締結交渉」と考えるだけで、歯科医師の意識は大きく変わると思います。

3　「インフォームド・コンセント」の実際の役割

実際の医療現場では、「インフォームド・コンセント」は、歯科医師にとって重要な役割を果たします。それは、患者さんとの間の信頼関係を構築するということです。「インフォームド・コンセント」が不十分であったり、不適切であると、患者さんが不信感を抱き、診療が円滑に進まなくなります。

　法律的にみて、「インフォームド・コンセント」は、実際の医療現場においてどのような役割を果たしますか。

法律的にみても、やはり「インフォームド・コンセント」は重要です。しかも、近年は、その重要性がますます高まっています。

　「インフォームド・コンセント」は、「素人」である患者さんに、診療にあたって必要となる

患者さんとの間には「契約」があり、その内容は患者さんに対して「説明」をしてその「同意」を受けることを通じて決まっていく。

患者さんの身体状況、病状や医学的知見を正しく理解してもらうプロセスです。見方を変えれば、「思い込み」や「誤解」から患者さんを解放するためのプロセスとも言えます。

そして、患者さんの「思い込み」や「誤解」は、患者さんとの間の「契約」の内容に影響を及ぼします。また、後日患者さんやその家族による「クレーム（不当要求）」という行動となって現れます。それゆえ、「インフォームド・コンセント」は、医療機関と患者さんとの間の「契約」の内容を規正する、患者さん等による「クレーム」を予防する、という役割を果たします。

たしかに、診療する際に、患者さんに「思い込み」や「誤解」があるのではないかと感じることがあります。歯科医師に対して「質問する」ようなふりをして、実は歯科医師の知識や技量を「確認する」患者さんもいます。

なぜ、このようなことが起こるのでしょうか。

その理由は、インターネットが普及したことです。

インターネットは、「アーカイブ」、情報の「貯蔵庫」です。インターネット上にはさまざまな医療に関する情報があふれており、患者さんは、容易にこれらの情報に触れることができるようになりました。そのため、多くの患者さんは、「素人」であっても「無知」ではありません。医療機関を受診する前に、少なからぬ情報を入手しています。

ただ、インターネット上にある医療に関する情報は、すべてが正しい内容というわけではありません。また、情報の内容は正しくても、つねに患者さんがそれを正確に理解できるというわけでもありません。そして、誤った内容の情報を入手した患者さんはそれを正しいと「思い込み」、情報の内容を正確に理解できなかった患者さんは内容を「誤解」したまま、医療機関を受診することになります。

ということは、歯科医師は、インターネット上にある情報のことも頭に入れたうえで患者さんに対する診療をしなければならない、ということでしょうか。

現在は、すべての人に「アドバイザー」がついています。「Google 先生」です。そして、「専門家」と呼ばれる人がアドバイスをする際には、この「Google 先生」の存在を無視することはできません。あるときは「協力」し、あるときは「衝突」しながら、正しい方向に導いていきます。このことは、歯科医師も、弁護士も、同様でしょう。

それでは、患者さんの「思い込み」や「誤解」は、どのように「契約」の内容に影響を及ぼすのでしょうか。

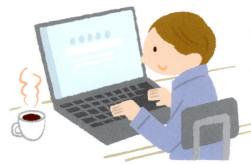

おっ！
この歯医者さんいいかも！
インプラントできるらしい。
こんな治療もあるんだ……

対談	弁護士 × 歯科医師
	「インフォームド・コンセント」に関する理解を深め、適切に行われることを目指して

患者さんが医療行為を行うことに「同意」したものの、合併症・偶発症や副作用が生じるおそれがあることを知らなかった場合、不運にも患者さんに合併症・偶発症や副作用が生じると、患者さんは「契約違反」があったと不信感を抱くことになる。

たとえば、患者さんが当然理解していると考えて歯科医師が「説明」を省略した事項について、患者さんに「思い込み」や「誤解」があれば、当該事項についてはそもそも「合意」自体が成立していないことになります。

また、歯科医師が患者さんに対する「説明」にあたって使った言葉について、患者さんに「思い込み」や「誤解」があれば、患者さんの「同意」を受けたとしても、本当の意味で「合意」が成立しているとは言えません。

そして、「合意」が成立していない以上、「契約」の内容をめぐって後日トラブルになるおそれが高いといえます。

患者さんの「思い込み」や「誤解」には、具体的にはどのようなものがありますか。

法律的に問題となることが多いものとしては、医療行為にともなう合併症・偶発症や副作用、医療行為の効果などがあります。

医療行為にともなって生じるおそれのある合併症・偶発症や副作用について「説明」をしないと、患者さんは、これらが生じるおそれがあることを知らないまま、当該医療行為を行うことに「同意」をすることになります。その結果、不運にも患者さんに合併症・偶発症や副作用が生じると、患者さんは「契約違反」があったと不信感を抱くことになります。

また、歯科医師が医療行為の効果について「説明」をする際に、「治る」「よくなる」という言葉を使うことがあります。ただ、これらの言葉は、歯科医師と患者さんとでは、その意味が必ずしも同じではありません。すなわち、歯科医師は、「疾患が治癒する」という意味で「治る」という言葉を使います。これに対し、患者さんの中には、「元通りになる」という意味でその言葉を使う人もいます。「疾患が治癒」しても、つねに「元通りになる」わけではありません。「治る」という「説明」を受けたのに元通りになっていないと考えた患者さんは、「契約違反」があったと不信感を抱くことになります。

なお、医療行為の効果に関しては、「医療の不確実性」を踏まえて、患者さんに対する「説明」にあたっては、「〇△という効果が期待できます」という表現をすることが適切でしょう。

近ごろは、ホームページ等を使って医療に関する情報を積極的に提供する医療機関も増えています。このことは、法律的にみて、どのように考えられるのでしょうか。このようなことをすることについて、何か問題はありますか。

実は、大きな問題があります。

医療機関がホームページ等に掲載する内容は、いわば社会に対する「約束」です。それゆえ、WEB上に掲載されている内容に関しては、患者さんは、その内容の「説明」を受けた、と主張することができます。言い換えれば、WEB上に掲載されている内容が「契約」の内容であった、と主張することができます。それゆえその内容が不正確であったり、不十分であると、そのことが患者さんに「有利」に作用します。

もちろん、ホームページ等の役割(端的に言えば、医療機関の「営業ツール」であること)

を考えると、ある程度「セールス・トーク」的な表現が混じることは避けられません。ただ、そうであれば、患者さんに対して「説明」をする際には、「セールス・トーク」を排除したうえで、不正確な内容を正し、不十分なところを補う必要があります。

ホームページ等に掲載するときに、その内容が患者さんとの間の「契約」の内容になるとは、考えていませんでした。

ただ、これは、ホームページ等に掲載さえしておけば「説明」をしなくてもよい、という意味ではありませんよね。

ホームページ等に掲載していても、患者さんがそれを閲覧しているとは限りません。それゆえ、患者さんに対する「説明」を省略することはできません。

「インフォームド・コンセント」をすることで、患者さん等による「クレーム」を予防することができるのでしょうか。

患者さん等による「クレーム」の多くは、実は、「思い込み」や「誤解」に基づくものです。

それゆえ、「インフォームド・コンセント」をすることで、「思い込み」や「誤解」から患者さんを解放することができれば、少なくとも、これらに基づく「クレーム」を予防することができます。

たしかに、「クレーム」を受けた際に、患者さん等に「思い込み」や「誤解」があると感じることは少なくありません。「インフォームド・コンセント」をすることで、「思い込み」や「誤解」をなくせれば、「クレーム」もなくなりますね。

さらに言えば、患者さん等から「クレーム」を受けそうだと感じられる事柄に関しては、これを「インフォームド・コンセント」の内容に組み込むことによって、いわば「クレーム」に「先回り」することも可能です。

たとえば、患者さんに対して医療行為にともなって合併症・偶発症や副作用が生じるおそれがある旨の「説明」をする際に、あわせて、「万一これらが生じたときは最善の治療を行います」との「説明」をすることがあります。ただ、これだけだと「最善の治療」を行った際の医療費をどちらが負担するかは、明らかではありません。患者さんの中には、医療行為にともなって生じたものである以上、その治療に要する医療費は医療機関が負担すべきである、と考える人もいます。そこで、あえて「なお、この治療に要する医療費は、患者さんの負担となります」との「説明」を加えます。こうすることで、「クレーム」に「先回り」することができます。

また、治療のために医薬品を投与したものの、十分な効果が得られないケースがあります。このようなケースにおいて、患者さんの中には、効果が得られなかった以上、投与された医薬品にかかる医療費を支払う必要はない、と考える人もいます。そこで、あえて「なお、十分な効果が得られなくても、医薬品にかかる医療費は返還されません」との「説明」を加えます。こうすることで、「クレーム」に「先回り」することができます。

「クレーム」を受けそうだと感じられる事柄に関しては、これを「インフォームド・コンセント」の内容に組み込むことによって、いわば「クレーム」に「先回り」することも可能。

対談	弁護士 × 歯科医師
	「インフォームド・コンセント」に関する理解を深め、適切に行われることを目指して

対談 2 「インフォームド・コンセント」が、より重要性を帯びるインプラント治療

本書では、インプラント治療をする際に必要となる「インフォームド・コンセント」の内容について、詳しく解説します。
　インプラント治療は、一般の歯科診療と異なった性格をもっています。このことについて、詳しく説明します。

1 医学的にみたインプラント治療の特色

インプラント治療は、一般の歯科診療とはだいぶ違ったもののように感じます。
　どのような点が違っているのでしょうか。

一般の歯科診療は、外科的な侵襲の程度が低く、また、その治療には長い期間が必要となります。長い時間をかける代わりに、ちょっとずつ治療していく、というイメージです。しかし、インプラント治療はそうではありません。
　インプラント治療には手術がともないます。「手術」というくらいですので、外科的な侵襲の程度は高くなります。また、インプラント治療は、インプラント体の埋入と上部構造の装着という、大きく2つの段階に分けることができます。最近では、即時荷重等の外科と補綴が明確に分けられない治療も増えていますが。そして、これらの間に経過観察をする期間（インターバル期間）があるために、全体としてはある程度の期間が必要になるものの、それぞれの処置による変化はある意味「劇的」に生じます。「長い時間をかけて、ちょっとずつ」というイメージはあてはまりません。

一般の歯科診療に関しては、たとえば「むし歯の治療」や「抜歯」のように、素人でも具体的なイメージがつかめるものが多いと思います。

ただ、インプラント治療に関しては、その言葉を聞いても具体的なイメージがつかめません。言葉自体は広く使われるようになりましたが、その内容まではあまり知られていないように感じます。

まさに、その点もインプラント治療の特色です。
　インプラント治療という言葉の本来の意味は、「インプラント」を用いた治療、言い換えれば、体内に入れた医療器具を用いる治療という意味です。それゆえ、歯科診療には限定されません。たとえば、「人工関節」も「インプラント」であり、膝関節や股関節に行われる「人工関節置換術」もインプラント治療です。このように、インプラント治療という言葉は、元々、漠然とした意味しかもっていません。
　加えて、歯科診療におけるインプラント治療

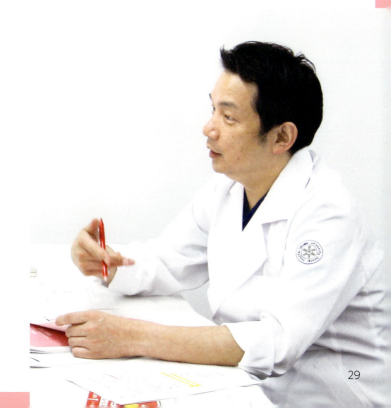

に限っても、インプラント体を埋入するための手術の方法、埋入するインプラント体の形状や材質、装着される上部構造の形状や材質等によって、さまざまなバリエーションがあります。言い換えれば、インプラント治療は、あくまでも治療法の「種類」であって、治療法の「内容」ではありません。個々の患者さんに対してどのような治療をするかは、インプラント治療という言葉のさらに先にある問題です。

「インプラント治療」という言葉が「独り歩き」してしまっている、ということですね。実際に診療に訪れる患者さんは、そのことを十分に理解しているのでしょうか。

残念ながら、正しく理解できている患者さんはそれほど多くはありません。
　多くの患者さんは、欠損部分についてインプラント治療を受けるかどうか、という「問い」を立てたうえで、インプラント治療を受けることを選択して来院します。ただ、これは「問い」

それ自体が適切とは言えません。患者さんにとって重要なことは、どのような方法で補綴するか、ということです。「義歯」であればこの方法、「ブリッジ」であればこの方法、そして、「インプラント治療」であればこの方法と、複数の補綴方法を挙げて、その中でもっとも適切な方法を選択する、ということが適切です。「初めに『インプラント治療』ありき」では、患者さんの選択肢が狭まってしまいます。

身近なものに例えると、建物の建築と同じですね。建物に関しては、木造、鉄骨、鉄筋コンクリートという複数の建築工法があるうえ、建築する建物のデザインも多様です。建物を建築する際にもっとも重要なことは、どのような工法で建築するかではなく、どんなデザインの建物を建築したいかです。それゆえ、建物の工法ではなく、建物のデザインを考える必要がある、ということですね。

その例えは、とても理解しやすいですね。
　ところで、医学的には上記のとおりですが、法律的にはどうでしょうか。インプラント治療は、一般の歯科診療とは違いがあるでしょうか。

2　法律的にみたインプラント治療の特色

法律的にみても、インプラント治療には、一般の歯科診療にはない特色があると思います。
　それは、インプラント治療は、治療それ自体が「目的」ではない、ということです。言い換えれば、「治療」を超えた「目的」がある、ということです。

「治療」が「目的」ではないのですか。歯科医師にとっては、「治療」が「ゴール」であり、それを超えた「目的」はないように感じますが。

「医療」という観点では、まさに「治療」が「ゴール」です。ただ、患者さんからみたら、果たして「治療」は「ゴール」でしょうか。

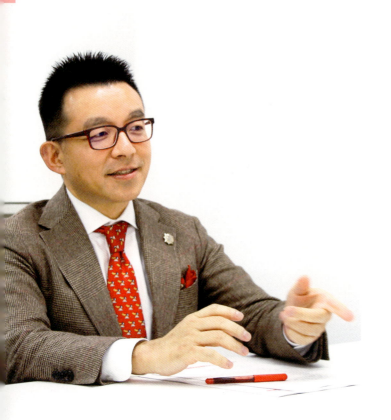

| 対談 | 弁護士 × 歯科医師
「インフォームド・コンセント」に関する
理解を深め、適切に行われることを目指して |

「治療」についてはミスがなくても、トラブルになることもある。患者さんに、「治療」を超えた「目的」があったからで、「治療」についてミスはなくても、この「目的」との関係で患者さんが不満を感じていた。

インプラント治療を受けようとする患者さんの多くは、疾患を治療することに加えて、「生活の質（Quality of Life）」の向上を「目的」としています。より端的に言えば、まず「やりたいこと」や「なりたい自分」というものがあって、それを実現するための「手段」としてインプラント治療を受けようとしています。

患者さんにとっては、この「やりたいこと」や「なりたい自分」が「目的」であり、インプラント治療は「手段」にすぎません。

患者さんとは初診のときにいろいろな話をするように心がけているのですが、その中で、「やりたいこと」や「なりたい自分」に関する話をする患者さんは多いと思います。ただ、それが「目的」であるとは考えていませんでした。

この点も、まさに建物の建築と同じです。

建物の建築に関しても、建築された建物でどんなことをしたいかという「目的」が最初にあります。そして、たとえば、最初に「両親と同居する」という「目的」があり、それを実現するための「手段」として「建て替え」が必要になり、建築する建物のデザインが「ダブル・キッチン（二世帯住宅）」になります。

このインプラント治療を超えた「目的」があるということは、法律的に、どのような意味があるのでしょうか。

私は、この「目的」に関する事柄が、患者さんとの間のトラブルの原因の1つになっていると感じています。

ご承知のとおり、インプラント治療と「矯正治療」は、患者さんとのトラブルが多い分野です。裁判例も比較的多くあります。これらに共通するのは、「生活の質（Quality of Life）」の向上を「目的」としていることです。すなわち、患者さんが「治療」を超えた「目的」をもっている分野なのです。

今まで漠然とイメージしていたものが、はっきりと理解できたように感じます。

たしかに、インプラント治療に関しては、患者さんとの間でトラブルになることが比較的多くあります。中には、「治療」については何もミスがなくても、トラブルになることもあります。これは、「治療」を超えた「目的」があったからで、「治療」についてはミスはなかったが、「目的」を達成できないことに患者さんが不満を感じていたためです。

さらに言えば、インプラント治療には高額の医療費がかかります。そして、患者さんがその支払いをするのは、実は、この「目的」を実現できると考えるからです。「やりたいこと」をやり、「なりたい自分」になることの対価として、患者さんは高額の医療費を支払います。

3 歯科医師が気をつけるべきこと

それでは、「治療」を超えた「目的」をもっている患者さんに対応するにあたって、歯科医師は、どのような点に気をつければよいと考えていますか。

まず、患者さんの「やりたいこと」や「なりたい自分」につけ込むことは、あってはなりません。「やりたいこと」ができるかどうか、「なりたい自分」になれるかどうかは、多くの場合、疾患の治療とは関係がありません。それゆえ、「医療」の範囲を超えています。

したがって、患者さんの「やりたいこと」や「なりたい自分」につけ込んでインプラント治療をすることは、できるかどうかわからないことに取り組むことです。加えて、最終的に「目的」が達成できなかったときは、患者さんの強烈な恨みを買うことになるでしょう。

できるかどうかわからないことを請け負って医療費の支払いを受けることは、患者さんを騙したことにもなりますね。

他には、どのような点に気をつければよいでしょうか。

次に、患者さんが理解している内容が医学的に正しいものであるかどうかを、慎重に確認する必要があるでしょう。

インプラント治療は、外科的侵襲の程度が大きいうえに、支払う医療費も高額です。それゆえ、ほとんどの患者さんにとっては、「最後の手段」と言えるものです。そして、患者さんは、他の治療法では無理でも、インプラント治療を行えば「やりたいこと」ができる、「なりたい自分」になれると考えて、医療機関を訪れています。すなわち、患者さんは、インプラント治療について「過大な期待」を抱いている可能性があることになります。

言うまでもありませんが、インプラント治療は「魔法」ではありません。「医療」である以上、「限界」もあります。また、効果の発生も「不確実」です。歯科医師は、患者さんにこのことをきちんと伝えて、患者さんの「思い込み」や「誤解」を正しておく必要があるでしょう。

インプラント治療をある程度専門的にやっていると、ついその「威力」を強調したくなります。また、「やりたいこと」や「なりたい自分」という患者さんの「目的」を逆手に取ってインプラント治療を積極的に売り込む方が、売上げも上がり、医療機関の経営の面で都合がよいということもあります。

ただ、それは絶対にやってはならない、むしろ、インプラント治療の「限界」や「不確実」さをありのままに見せる必要がある、ということですね。

インプラント治療が、治療法として画期的なものであり、また、高い効果をもつものであることについては、異論はありません。

ただ、すばらしい治療法であるからこそ、特別に「飾る」必要もないし、本来の姿以上に「大きく」見せる必要もありません。長期的にみれば、その方が経営の面でも貢献するのではないでしょうか。

インプラント治療の「威力」を強調するのではなく、その「限界」や「不確実」さをありのままに見せる。

対談	弁護士 × 歯科医師
	「インフォームド・コンセント」に関する理解を深め、適切に行われることを目指して

対談 3　患者さんの「意思」と「医学的適応」

「インフォームド・コンセント」は、患者さんとの「対話」です。

インターネットの普及にともない、近年、患者さんは、簡単に診療に関する情報を入手することができるようになりました。また、以前とは異なり、歯科医師の話を黙って聞いているのではなく、むしろ診療に関して自分の意見を積極的に述べる、「モノ言う」患者も多くなっています。

このような現状は、歯科診療のあり方や歯科医師の業務に少なからぬ影響を与えています。

1　患者さんとの「対話」の重要性

歯科医師が診療に従事している時間のうち、実際に患者さんに対して医療行為を行っているのは、どれくらいの割合ですか。

実際に医療行為を行っている時間は、おおむね30〜50％くらいではないでしょうか。診療に従事している時間の大半は、患者さんとのやりとり、「対話」に費やしていると思います。

そんなに「対話」に時間をかけているのですね。ちなみに、弁護士の執務時間の大半は、書類を作成しています。弁護士は、「話す」職業と思われがちですが、実は「書く」職業です。

そういう意味では、歯科医師は、「手を動かす」職業ではなく、「話す」職業かもしれません。

患者さんとは、どのようなことを話しているのでしょうか。

歯科診療では、患者さんに対してどのような治療をするかを決めるにあたっては、「審美」「機能」「経済」という3つの観点を考慮する必要があります。簡単に言えば、「審美」は見た目、「機能」は使い勝手、「経済」は支払う医療費の問題です。

患者さんは、より見た目が美しく、より使い勝手がよく、より医療費の安い治療法を希望します。ただ、これらのすべてが満たされる方法はありません。たとえば、見た目をよくしようとすれば、医療費が高くなります。使い勝手をよくしようとすれば、見た目を犠牲にしなければならない場合もあります。

歯科医師は、これらの「調和点」「落としどころ」をみつけるために、患者さんと「対話」します。

また、近ごろは、治療に用いられる医療器具の種類も増えていますし、さらに使用される医療材料（マテリアル）の種類もさまざまです。歯科医師が、医療器具や医療材料の種類、その長所や短所について説明をするだけでも、相当な時間がかかります。

2　「思い込み」や「誤解」をしている患者さんへの対応

医療機関を訪れる患者さんの中には、インターネット等を通じて、診療に関する情報をたくさん入手している人もいるのではないでしょうか。そういう患者さんと「対話」をする際には、何か気をつけていることはありますか。

注意しているのは、患者さんの「思い込み」と「誤解」ですね。

患者さんが自分の疾患やその治療に興味をもつことは、とてもよいことです。インターネット等のおかげで簡単に診療に関する情報に触れ

ることができるようになったことは、患者さんにとっておおむねプラスに働いていると思います。

ただ、いささか問題があるのは、インターネット等で広まっている情報の中に、不正確な内容や誤解を生じかねない内容があることです。そして、患者さんの中には、誤った「思い込み」や「誤解」をしたまま、医療機関を訪れる人がいます。そして、「対話」の中で「思い込み」や「誤解」があると感じたときは、患者さんに対して、できる限り早い時期にそれを伝えて、正しい内容を理解してもらうようにしています。

インプラント治療に関しては、「思い込み」や「誤解」をしている患者さんは多いと感じますか。

私は、ほぼインプラント治療だけを行っていますので、きちんと比較したことはありませんが、他の治療法よりも多いのではないでしょうか。

インプラント治療は、多くの場合、患者さんにとって「最後の手段」です。「義歯」や「ブリッジ治療」ではできないことでも、「インプラント治療」であればできる。インプラント治療を希望する患者さんは、多かれ少なかれ、そのような「期待」を抱いていると思います。

たしかに、インプラント治療にはそのような面があります。ただ、あくまでも「医療」にすぎません。どんな願い事でも叶えてくれる「打ち出の小槌」ではありません。その意味で、「期待」が「過大」となっている面もあります。

そして、この「期待」が「思い込み」や「誤解」につながることがあるように感じます。

患者さんとしては、インプラント治療がすばらしいものだと信じたい気持ちがあるために、かえって「思い込み」や「誤解」が生じやすいということですね。

「思い込み」や「誤解」をしている患者さんに正しい内容を理解してもらうために、特に気をつけていることはありますか。

私は、自分の言葉を直接ぶつけるのではなく、本や論文といった客観的なものを通じて、正しい内容を理解してもらうようにしています。自分の言葉をぶつけてしまうと、患者さんと言い合いになるおそれがあります。

「思い込み」や「誤解」をなくすということは、一時的には、患者さんを「がっかり」させることにほかなりません。ただ、いったんは「がっかり」しても、インプラント治療の内容をきちんと説明して、理解してもらえれば、患者さんは、再び治療を受けることに「前向き」な気持ちを取り戻してくれます。

インプラント治療に対する患者さんの気持ちが、根拠のない「信仰」から、根拠のある「信頼」に変わっていく、ということですね。

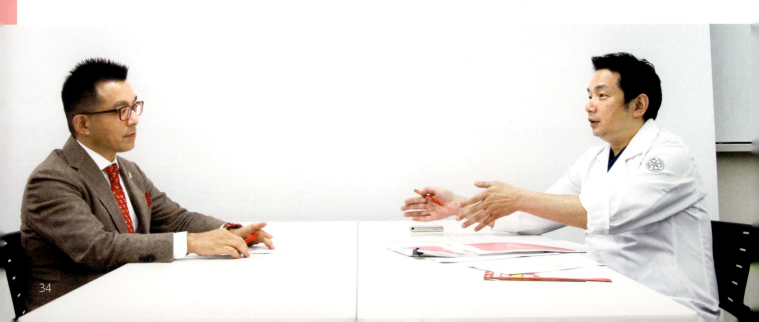

| **対談** | 弁護士 × 歯科医師
「インフォームド・コンセント」に関する
理解を深め、適切に行われることを目指して |

3 患者さんの意思と歯科医師の裁量権の関係

患者さんの中には、医療機関を訪れた時点で、すでに特定の治療法を行うことを強く希望している人がいます。さらに、それほど多くはありませんが、より適切と考えられる別の治療法を勧めても「聞く耳をもたない」という人もいます。

　歯科医師としては、患者さんの意思は尊重しなければならないし、かといって、医学的な知見に反することもできない。まさに「ジレンマ」に陥ってしまいます。

　法律的にみて、このような患者さんにはどのように対処すればよいのでしょうか。

歯科医師は「専門家」です。「専門家」には、専門的な知見に基づく判断が要求されます。それゆえ、「素人」の意思を尊重することは必要ですが、それに盲目的に従ってはなりません。

　どれだけ患者さんから頼まれても、歯科医師にはやってはいけないことがあります。「ならぬことは、ならぬものです。」

患者さんに頼まれてもやってはいけないのですか。てっきり、歯科医師は、患者さんの意思には従わなければならないものだと考えていました。

　患者さんに頼まれてもやってはいけないこととは、具体的にどのようなものでしょうか。

簡単に言えば、「医療水準」に反するものです。

　歯科医師は、患者さんに対し、診療当時の臨床医学の実践における医療水準に適合した医療を提供する義務を負っています。この「医療水準」は、歯科医師免許を付与されている「専門家」として提供しなければならない、「サービス水準」です。それゆえ、それに反する医療行為を行うことは許されません。

「医療水準」は、医学的にもとても重要な概念です。加えて、法律的にみると、「医療水準」には「サービス水準」という意味もあるのですね。

そうです。法律的には、「やらなければならない」かどうかが重要です。「やった方がよい」かどうかは重要ではありません。「医療水準」は、「やらなければならない」かどうかを区別する「ボーダーライン」という意味があります。

ただ、一口に「医療水準」といっても、その内容はとても漠然としています。日々患者さんの診療に従事している歯科医師にとっては、必ずしも明確な内容とは言えません。

　診療の際、歯科医師は、具体的にどのようなことに気をつければよいのでしょうか。

歯科医師が必ず注目しなければならないものに、「診療ガイドライン」(64 ページ参照)と「添付文書」があります。

　「診療ガイドライン」は、学会等で作成して公表されているものです。患者さんのタイプに応じた標準的な治療法やその際の手順などが記載されています。また、「添付文書」には、医薬品に関する「能書」と医療器具に関する「取扱説明書」があります。

　これらは、「医療水準」そのものとは言えませんが、「医療水準」の内容を示す最重要の資料となります。

「専門家」である歯科医師には、専門的な知見に基づく判断が要求される。それゆえ、患者さんの意思を尊重することは必要だが、それに盲従してはならない。

「診療ガイドライン」や「添付文書」が重要なものであることは知っていますが、歯科医師は、診療に関して裁量権を有しているので、これらには拘束されないのではないでしょうか。

たしかに、歯科医師は、裁量権を有しています。また、直ちにこれらに拘束はされません。

しかし、「診療ガイドライン」や「添付文書」の内容を無視することは、医学的な知見に反するものであって、許されません。さらに、「診療ガイドライン」と「添付文書」は、学会や製造業者（メーカー）がさまざまな情報を収集・分析したうえで作成したものです。それゆえ、歯科医師は、その内容を踏まえたうえで診療にあたる必要があります。

このようなことを考慮すると、歯科医師が裁量権を有するといっても、何をやってもよいということにはなりません。歯科医師の裁量権には「限界」があります。そして、「診療ガイドライン」や「添付文書」の内容は、その「限界」に関係しています。

そうすると、「診療ガイドライン」や「添付文書」の内容に反する医療行為は絶対に行ってはいけないのでしょうか。

これは、一概に言うことはできません。いくつかの場合に分けて説明します。

まず、「診療ガイドライン」や「添付文書」自体が、ある程度「幅」をもった表現を使っている場合があります。この場合の「幅」こそが、歯科医師の裁量権の範囲です。

たとえば、医薬品の投与について「慎重投与する」と記載されている場合があります。この場合、その医薬品を投与するかどうか、どのような用法・用量で投与するかは、歯科医師の判断に委ねられます。

次に、「診療ガイドライン」や「添付文書」自体が、「厳格」な表現を使っている場合があります。この場合、歯科医師にはその内容を忠実に遵守することが要求されていると考えられます。言い換えれば、歯科医師はきわめて狭い範囲の裁量権しか有していません。それゆえ、よほど特別な事情がない限り、「診療ガイドライン」や「添付文書」の内容に反する医療行為を行ってはなりません。

たとえば、「診療ガイドライン」に、一定の条件を満たした患者さんについて特定の治療法を「行うことが強く推奨される」と記載されている場合があります。この場合、特別の事情がない限り、歯科医師は、患者さんに対してこの治療法を行わなければなりません。もちろん、患者さんが記載されている条件を満たさないときは、この内容はあてはまりませんので、この治療法を行うかどうかに関しては、歯科医師に裁量権が認められます。

特定の治療法を「行わないことが推奨される」と記載されている場合も、同様です。

患者さんが特定の治療法を行うことを強く希望している場合は、どうですか。この場合には、歯科医師の裁量権は及ばないのでしょうか。

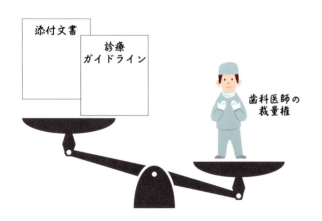
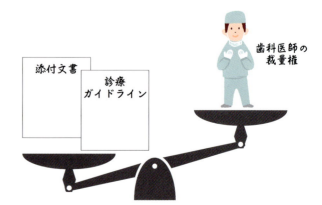

| 対談 | 弁護士 × 歯科医師
「インフォームド・コンセント」に関する
理解を深め、適切に行われることを目指して |

歯科医師が裁量権を有するといっても、何をやってもよいということにはならない。歯科医師の裁量権には「限界」がある。そして、「診療ガイドライン」や「添付文書」の内容は、その「限界」に関係している。

そもそも、裁量権は、歯科医師が医療という高度に専門的な判断を行う必要があることに基づいて、認められるものです。それゆえ、患者さんの意思によって、その範囲が変わることはありません。すなわち、患者さんの意思は、歯科医師の裁量権とは無関係です。

この問題は、患者さんの意思によって「医療水準」の内容が変わるか、という観点から考えられるべきものです。

それでは、患者さんの意思によって「医療水準」の内容が変わるのでしょうか。

ケース・バイ・ケースですね。変わらないものもあれば、変わるものもあります。言い換えれば、「医療水準」の中には、患者さんの意思によって変わる可能性を含んでいるものがあります。

比喩的に言うと、一般に、「医療水準」は「二層構造」になっています。中心部分は「医学的準則」や「医学的適応」と呼ばれています。その外側に「社会的適応」と呼ばれる部分があります。「医学的準則」は、医学的な知見そのものです。「社会的適応」は、患者さんを取り巻く社会的な環境によって影響を受ける部分です。

患者さんの意思、患者さんがどのような希望を有しているかは、患者さんを取り巻く社会的な環境の1つです。それゆえ、患者さんの意思によって「社会的適応」が影響を受け、その結果、「医療水準」の内容が変わることもあります。

そうすると、通常であれば「医療水準」に反することから、行ってはならない医療行為であっても、患者さんがそれを強く希望したことで、「医療水準」に反せず、行うことが許される場合もありうるのですね。

抽象的には、そのような場合があることは否定しません。しかし、次の2つの点に注意する必要があります。

第1に、「医学的準則」は、患者さんの意思による影響を受けません。いわば「硬い」部分です。それゆえ、「医学的準則」に反する場合は、患者さんが強く希望していても、（行ってはならないことは）行ってはなりません。

第2に、「社会的適応」は、患者さんの意思による影響を受けますが、それによって変わる範囲には「限度」があります。また、「社会的適応」がどこまで及ぶかは、必ずしも明らかではありません。

具体的には、どのように考えればよいと考えますか。

たとえば、医学用語には、患者さんに対する治療法を選択する際に用いる概念に、「適応」というものがあります。「適応」があるときにだけ、その治療法を選択することが許容される、というものです。

私は、この「適応」という言葉は、法律用語としては、「医学的適応」すなわち「医学的準則」を指すものとして使われているように感じてい

ます。それゆえ、歯科医師は、患者さんの意思によって「適応」に関する判断をゆがめてはなりません。患者さんがある治療法を強く希望していても、「適応」がないと判断される以上は、歯科医師は、その治療法を選択してはなりません。その治療法を行えば、「医療水準」に反する医療を提供したことになります。

また、インプラント治療は、一般の歯科診療と比べて、外科的な侵襲の程度が高いものです。それゆえ、患者さんの意思よりも、歯科医師による専門的な判断が重視されるでしょう。見方を変えれば、インプラント治療に関しては、「社会的適応」とされる部分は（あったとしても）小さい、と考えられます。

したがって、歯科医師としては、患者さんの意思や希望に左右されることなく、自らの医学的知見に基づいた判断に徹することが無難でしょう。

患者さんは、医療を提供する対象であって「お客様」ではない、歯科医師は、患者さんに「迎合」してはならない、ということですね。

ただ、同時に、歯科医師が患者さんに対する診療について重い責任を負っていることを痛感します。「専門家」としての自覚と矜持をもって、日々の診療に取り組んでいきたいと思います。

---

column

インプラント治療に関する報告（国民生活センター）

宗像源博（歯科医師）

平成 23 年に国民生活センターが「歯科インプラント治療に係る問題」として患者相談（クレーム等）に対する詳細なデータを発表し、インプラント治療に関わる歯科医師および患者さんにとって大きな問題になったことは記憶に新しいことです。

この報告では、大きく取り上げられた問題点として以下を挙げています。

❶歯科インプラント治療により危害を受けたという相談のうち 154 件（身体症状が継続した期間について記載があった相談の 75.5％）は身体症状が 1 か月を超えて継続したという相談であり、そのうち 41.6％（64 件）は 1 年を超えて身体症状が継続したという

❷全国の歯科医療機関の約 2 割で歯科インプラント治療が行われているが、治療を行う歯科医療機関や歯科医師に関する基準、治療のプロセス全体を網羅するようなガイドライン等はないため、歯科医療機関や歯科医師によって治療の水準に差があるおそれがある

❸厚生労働省がまとめた検討会報告書では、歯科インプラント治療を行う歯科医師は治療前の説明について一層の責任がある、とされているにもかかわらず、治療内容や治療方法、治療のリスク等に関する歯科医師の説明が不十分な場合がある

❹歯科インプラント治療で危害を受けた際に当該歯科医療機関と異なる医療機関を受診した、あるいは異なる医療機関の受診を希望するという相談を合わせると、歯科インプラント治療により危害を受けたという相談の半数近くにのぼる。危害を受けた場合の歯科医療機関の対応が不十分・不適切と感じている患者さんがいる

❺医療機関の広告は医療法等により規制されているが、歯科インプラント治療の広告の中には不適切なものが見られた。また、歯科医療機関のホームページは、原則、広告とみなされてきていないが、他の歯科医療機関と比較して優良である旨など、インターネット上の広告と同様の記載が見られた

このネガティブな報告がなされて以降、インプラント治療を積極的に希望する患者さんは激減し、インフォームド・コンセントの重要性や安全なインプラント治療が再認識されたことは言うまでもありません。

〈参考文献〉
独立行政法人国民生活センター．報道発表資料・歯科インプラント治療に係る問題―身体的トラブルを中心に―（平成 23 年 12 月 22 日）．http://www.kokusen.go.jp/pdf/n-20111222_2.pdf

PART2
これだけは作成しておきたい
説明書と同意書

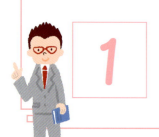

1 インプラント治療では、適切な時期に、適切な内容の説明が必要となる

宗像 雄（弁護士）

　患者さんに対しては、適切な内容を説明しなければなりません。ただ、注意しなければならないのは、患者さんに対して説明すべき内容は、いつ、どの時点で説明するか（説明をする時期）によって変わる、ということです。たとえば、患者さんの身体状況や病状が変化すれば、術前説明した内容を修正したり変更したりする必要もあります。説明をする時期が早すぎると、患者さんの身体状況や病状が必ずしも明らかとなっていない時点で説明をすることになり、さまざまな場合に対応した内容を説明しなければなりません。

　また、患者さんの理解力という見地からも、説明をする時期の選択は重要です。すなわち、一般に、患者さんは医学的な知識を有しておらず、医学的な事柄に対する理解力が乏しいです。それゆえ、一度に説明を受ける内容が複雑なものであったり、多岐にわたると、患者さんはその内容を正しく理解することが難しいです。そのため、「理解不足」のまま治療が開始される、二度三度と繰り返し説明を求められる、という事態が生じます。

　たとえば、複雑な内容や多岐にわたる内容を説明する必要があるケースでは、一度に全部を説明するのではなく、実施しようとする治療行為の性質や内容をもとに、患者さんが置かれている状況を考慮したうえで、説明する内容をいくつかに区分し、適切な時期を選択して、それぞれの内容について順次説明していく方法をとるのがよいでしょう。

　インプラント治療は、このような説明が必要となるケースの1つです。

インプラント治療の際の時間の経過と必要となる説明書

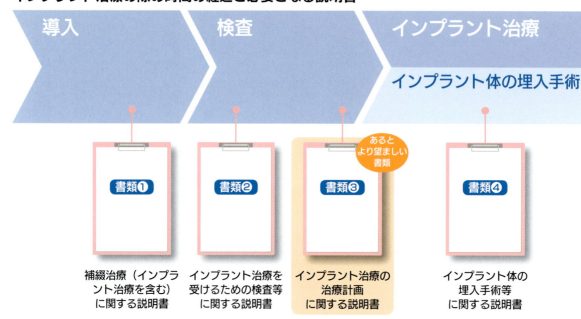

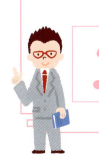

2 インプラント治療の各段階で、患者さんへの説明と同意が必要となる

宗像 雄（弁護士）

インプラント治療は、時間的な流れに従って大きく4つに区分できます。

第1の段階が、「導入」です。これは、インプラント治療を受けることを選択するまでの段階です。この段階を経て、第2の段階としてインプラント治療の前に必要な「検査」を行います。

第3の段階が「治療」です。一般に「インプラント治療」と呼ばれているのは、この段階です。インプラント体を埋入して上部構造を装着するまでの段階です。

第4の段階が、「メインテナンス」です。インプラント治療が所期の目的を達成するためには、上部構造の装着後も継続的にメインテナンスを行うことが不可欠です。メインテナンスが不十分であるために、合併症・偶発症が生じてトラブルが生じることも少なくありません。そこで、この点を患者さんに強く意識付けする意味を含めて、必要な事項を説明します。

また、「検査」（第2段階）および「治療」（第3段階）においては、患者さんに不利益を生じるおそれがあるものとして、エックス線写真やCT撮影などの検査や、インプラント体の埋入手術、上部構造の製作・装着が、それぞれ実施されます。これらは、相互に関連してはいますが、「別の医療行為」として行われます。「一体のもの」と考えることは誤りです。それゆえ患者さんに対する説明と患者さんの同意も、別々に行う必要があります。

これらをあわせて、インプラント治療を開始するに先立って、治療計画を作成することもあります。

以上を踏まえ、インプラント治療にあたって各段階、各処置の際に、それぞれ必要な内容を説明して患者さんの同意を得る、という方法を推奨します。

必要となる説明書と同意書は、以下のとおりです。「治療計画」を作成したときは、その内容を書面に記載したうえで患者さんに説明して理解してもらうことが望ましいでしょう。

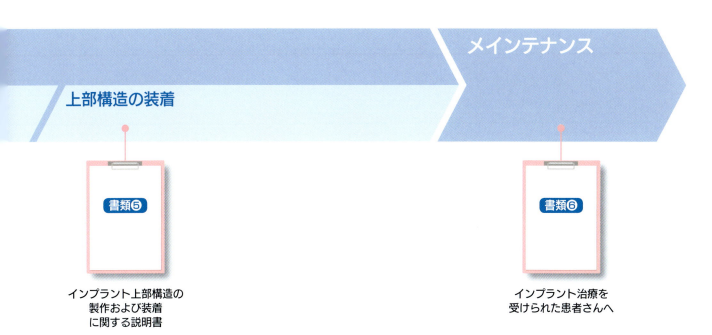

3 6つの書類例と活用ノウハウ

宗像 雄（弁護士）、宗像 源博（歯科医師）

ここからは具体的に書類例を示しながら、書類作成と患者さんに対する説明の際の
ポイントについて述べていきます。実際に作成する書類には、各患者さん・各医院に
合わせて必要な情報を入れて作成してください。

- **書類❶** ● 補綴治療（インプラント治療を含む）に関する説明書 ……… 43

- **書類❷** ● インプラント治療を受けるための検査等に関する説明書 …… 51

- **書類❸** ● インプラント治療の治療計画に関する説明書 ………………… 57

- **書類❹** ● インプラント体の埋入手術等に関する説明書 ………………… 65

- **書類❺** ● インプラント上部構造の製作および装着に関する説明書 …… 73

- **書類❻** ● インプラント治療を受けられた患者さんへ ………………… 81

書類❶

補綴治療（インプラント治療を含む）に関する説明書

5段階でみる この書類の重要度 ★★★★☆

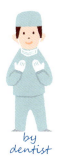
by dentist

現状の問題点

　インプラント治療の説明は、歯科医師が、業者（メーカー）が作成したリーフレットを用いたり、インプラント体が入った模型を用いたりして、もっぱら口頭で行うことが多いと思います。しかし、高額な自費診療という実入りのよい治療であることから、その説明には偏りや患者誘導が多く、インプラントを入れればすべての身体症状が改善する等の過大広告もしばしば見受けられます。

　大事なことは、インプラント治療以外の方法として「ブリッジ」や「可撤性義歯」がある中でインプラント治療を選択する長所と短所を含めた理由です。他の治療方法と比較したうえで、これらについて十分に説明する必要があります。

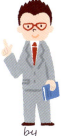
by lawyer

この書類の必要性と重要度

❶ 医療には「不可逆性」があります。いったん医療行為を受ければ、もはや「元通り」になることはありません。加えて治療に関しては、「何かをやること」は「何かをやらないこと」でもあります。適切な治療機会を逃せば、本来期待できた効果が得られないこともあります。

　それゆえ、後日トラブルが生じるのを避けるためには、患者さんから「やらなければよかった」「別の方法にすればよかった」と言われないようにすることが必要です。それには、患者さんに対してこれから「実際にやること」だけを説明するだけでは、不十分です。

❷ どのような治療法も「万能」ではありません。そもそも適応にならない患者さんもいますし、期待される治療効果にも「限界」があります。「打ち出の小槌」は存在しないのです。

　専門家であるからこそ「贔屓の引倒し」とならないよう、他の治療法にも十分な配慮をした、いわば「中立的」な説明が求められます。

歯を失った患者さんへ
補綴治療（インプラント治療を含む）に関する説明書

患者氏名　　　　　　　　様

　あなたは、当院においてインプラント治療を受けることを希望されています。
　そこで、あらかじめ、インプラント治療を含めた補綴治療の内容、各治療法の長所・短所等の内容を説明します。
　以下の内容を読み、口頭による説明を受けたうえで、補綴治療としてインプラント治療を選択するかどうかを決定してください。

1 あなたの口腔内の状況、病状等

　現在、あなたは、一部もしくはすべての歯を喪失している状態もしくは歯を残すことが困難な状態にあります。
　その原因は次のとおりであると考えられます。

　　□ むし歯　　□ 歯周病　　□ 歯根破折　　□ 根尖性歯周炎　　□ 先天性欠如
　　□ 外傷　　　□ 不明　　　□ その他（　　　　　　　　）

2 補綴治療の必要性

　歯を喪失していることで、たとえば、次のような問題が生じます。
- 食事が食べられない（咀嚼障害）
- 見た目が悪い（審美障害）
- 会話がうまくできない（発音障害）
- 隣の歯や、噛む相手の歯が動く（歯列不正）

これらの問題（障害）を改善するためには、失われた歯を補う（補綴する）必要があります。

3 インプラント治療以外の補綴治療の内容等

歯を補う方法には、具体的には次の3つのものがあります。

❶ブリッジ　　**❷入れ歯（可撤性義歯）**　　**❸インプラント**

　❶ブリッジ治療と❷入れ歯（可撤性義歯）治療は、どちらも、健康な歯を利用して失われた歯を補う方法です。それゆえ、利用される健康な歯にさまざまな負担がかかります。
　これらの各治療法の簡単な内容とその長所と短所は、それぞれ以下のとおりです。

❶ブリッジ

歯が失われている場所の近くにある歯を「柱」にして、固定式の人工歯を装着する方法です。

長所
ⓐ 治療期間が短い（1〜2か月）です。
ⓑ 用いられる医療材料によっては、一部健康保険が適用になります。

短所
ⓐ 近くにある健康な歯を削る必要があります。
　失われている歯の数によって、削る本数は変わります。
ⓑ 「柱」となる歯の負担（噛む力など）が増加します。
ⓒ 十分に清掃をすることが困難となり、「柱」となる歯がむし歯になりやすくなります。

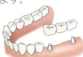

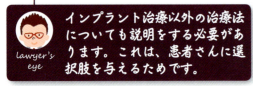

インプラント治療以外の治療法についても説明をする必要があります。これは、患者さんに選択肢を与えるためです。

> 2枚目

❷入れ歯（可撤性義歯）

取り外しのできる人工歯を装着する方法です。

長所
- ⓐ 治療期間が短い（1～2か月）です。
- ⓑ ブリッジの場合と比べて少ないですが、人工歯を装着するために必要な範囲で、健康な歯を削る必要があります。
- ⓒ 用いられる医療材料によっては、一部健康保険が適用になります。

短所
- ⓐ 人工歯に用いられているバネ等（金具）が見えて、見た目が悪いことがあります。
- ⓑ 歯肉で支えることから、入れ歯が十分に安定せず、しっかり噛めなかったり、大きな違和感をともなうことがあります。
- ⓒ バネ等（金具）の影響で健康な歯に負担がかかったり、むし歯になったりすることがあります。

4 インプラント治療について

1. インプラント治療とは

インプラント治療は、金属（チタンやチタン合金）でできたインプラント体（人工歯根）を、歯が失われた部位の顎骨（歯槽骨）の中に埋め込み、そこにアバットメントという連結機器を使って人工歯を含む上部構造を装着する方法です。

健康な歯を利用することなく、歯が失われた部位のみの治療で行うことができます。そのため、他の健康な歯に対する悪影響がありません。

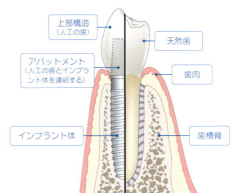

2. インプラント治療の長所と短所

インプラント治療も、決して万能な治療法ではありません。

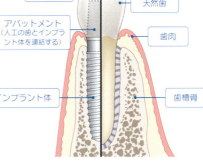

長所
- ⓐ 通常、健康な歯を傷つけることはありません。
- ⓑ 固定式の人工歯を作ることができます。
- ⓒ 他の健康な歯に負担がかかることはありません。

短所
- ⓐ 治療にともない外科処置が必要となります。
具体的には、骨の中にインプラント体を埋め込む（埋入する）必要があり、そのために（外科）手術が必要となります。また、患部の骨の状況等によっては、さらに骨移植などの手技が必要となることもあります。
- ⓑ 手術を行う関係で、あごの骨を診断するレントゲン検査やCT検査、全身状態を把握するための血液検査等の検査が必要となります。
- ⓒ 治療期間は、通常、長期にわたります。
たとえば、埋め込まれたインプラント体と骨がしっかりくっつく（結合する）まで、最低でも2か月間、長ければ半年以上がかかります。期間には個人差があります。骨の量や質によって変わります。
- ⓓ 原則として、健康保険は適用されず、医療費は全額自己負担となります。

---

lawyer's eye
インプラント治療の短所についても説明をする必要があります。この説明が不十分であると、後になって患者さんから、インプラント治療を「押し付け」られた、と言われかねません。

書類❶ 補綴治療（インプラント治療を含む）に関する説明書

3. インプラント治療の流れ

インプラント治療は、いくつかの医療行為が組み合わされたものの「総称」です。大きく2つの段階に分けることができます。

第1段階 として、インプラント体を患者さんのあごの骨の中に埋め込む（埋入する）ための手術を行います。

第2段階 として、埋め込まれたインプラント体の上に、あらかじめ製作しておいた人工歯を含む上部構造を装着します。

また、上部構造を装着した後も、その効果を維持するために、定期的なメインテナンスを受けていただく必要があります。

❶ カウンセリング
患者さんのお口の悩みをお聞きし、インプラント治療について説明します。

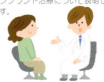

❷ CT/口腔内写真撮影、模型診査
患者さんのあごの骨の状態、お口の状態の検査をします。

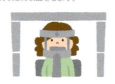

❸ 治療計画の説明
検査をもとに治療計画を立て説明します。

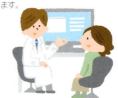

❹ インプラント埋入手術
インプラント体を埋め込む手術をします。患者さんによっては骨移植などのオプションの手術も同時に行います。

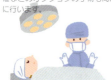

❺ 治癒期間
インプラント体が患者さんのお口に結合するまで待つ期間です。

WAITING TIME

❻ 二次手術
インプラント体の頭を出す手術を行います。患者さんによりますが、骨量や骨質によって必要な場合があります。

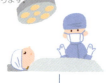

第1段階
インプラント体を患者さんのあごの骨の中に埋め込む（埋入する）ための手術。

❼ 上部構造（被せ物）の型取りと完成
インプラントの上に被せる歯の型を取り、装着します。

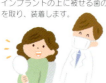

❽ 定期健診・メインテナンス
術後は定期健診で問題が起きないようメインテナンスしていきます。

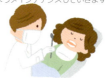

第2段階
人工歯を含む上部構造の装着。

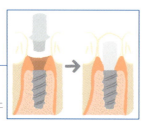

---

lawyer's eye

図や表を用いる際には、出典に注意をしてください。図（イラスト）や表を用いることは、内容を患者さんによりわかりやすくするために有効です。ただ、この場合には、作者の著作権に配慮する必要があります。

4枚目

4. インプラント治療の費用
使用インプラント体や上部構造（上に被せる人工歯）の材料によって異なります。

インプラント埋入手術料金が1本あたり	円～	円
上部構造装着料金が1歯あたり	円～	円

別途、画像検査料や血液検査料、薬剤料、メインテナンス料金がかかります。
※ただし、今後の検査結果によってインプラント（人工歯根）を埋め込む（埋入）本数と上部構造の装着歯数が異なる場合があります。

5. メインテナンスの必要性について
インプラント治療は、生涯続いていきます。
治療自体が終わっても、口腔内の清掃が十分に行われないなどの原因によって、歯周病のような症状（インプラント周囲炎）が出ることがあります。さらにその病状が進行すると、人工歯がインプラント体ごと抜けてしまいます。また、全身疾患の病状が変化した、常用薬が変わった、生活スタイルが変わったといった事情によって、治療効果に悪影響が生じることもあります。
そこで、患者さんには、治療自体が終わった後も、定期的（3～6か月間に1回程度）に、歯科医院に来院し、インプラントの状態を確認するなどのメインテナンスを受けていただく必要があります。
なお、メインテナンスが必要となる期間には個人差があります。患者さんの全身状態や喫煙の有無、口腔内の清掃の状態によって異なります。

以上の内容について、この書面を用いて説明しました。

〈説明した日〉　　年　　月　　日
〈説　明　者〉

同意書

＿＿＿＿＿＿＿歯科医院　院長殿

上記について、十分な説明を受けて、その内容を理解しました。
そのうえで、補綴治療としてインプラント治療を選択します。

〈同意した日〉　　年　　月　　日
〈患　者　名〉
〈同意した者〉

説明をした際に、患者さんから質問等を受けたときは、質問とそれに対する回答の内容を、それぞれカルテに記載しておくのが適切でしょう。

患者さんから同意を受けた際にも、患者さんが発した「言葉」をカルテに記載しておくのが適切でしょう。法律的には等しく「同意」であっても、どのような「言葉」を発したかによって、患者さんの「積極性」に違いがあります。

患者さんが年少者であるケースなどでは、患者さん本人ではなく、その親権者（保護者）が同意をすることがあります。それゆえ、「同意した者」という表記にしてあります。

患者さんが署名（自署）すれば、押印は不要です。

書類作成のPOINT *by dentist*

右に示すように、ブリッジや義歯による治療でしか治せない症例はあっても、インプラント治療でしか治せない症例は存在しません。無理のある論理展開や飛躍した誇張が後のトラブルを招く可能性があることから、説明の段階で過度な期待を抱かせない書類を作成すべきです。インプラント治療は、あくまでも可撤性義歯やブリッジの「代替治療」であるとの認識を、決して忘れてはなりません。

インプラント治療の適応症

治療例	インプラント	ブリッジ	義歯
一歯欠損＋近遠心径狭小	×	◎	○
顎堤吸収顕著＋下顎管近接	△	○	◎
口腔清掃状態不良＋喫煙	×	○	○
上顎中切歯一歯欠損＋審美性	△	◎	△

欠損部の近遠心径が狭小な1歯欠損症例

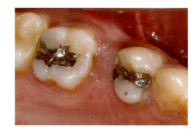

この場合いくら骨量があってもインプラント治療は禁忌となる。

書類作成のPOINT

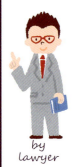

by lawyer

POINT ❶ インプラント治療は、いわゆる「補綴（治療）」の一種です。それゆえ、患者さんが「インプラント治療を選択する」ことには、多くの場合、「他の治療法を選択しない」との意味が含まれています。

POINT ❷ インプラント治療では、他の治療法では得られない、ある意味で「劇的な」治療効果が期待できます。反面、他の治療法と比較して、外科的な侵襲の程度が大きく、それゆえに治療行為に含まれる危険性（リスク）も大きくなります。加えて、必要となる医療費も高額です。

より端的に言えば、インプラント治療は患者さんにとって、いわば「ギャンブル性が高い」、ハイリスク・ハイリターンな治療法なのです。

このことは、患者さんから「後出し」と言われないよう、事前にきちんと説明する必要があります。

POINT ❸ インプラント治療を実施するにあたっては、患者さんが、他の治療法を選択せず、あえてインプラント治療を受けることを選択したことがわかるような形で、「インフォームド・コンセント」をしておく必要があります。

POINT ❹ インプラント治療を行う場合でも、インプラント治療に関する内容だけを説明することは、誤りです。

説明にあたって、業者（メーカー）が作成・配布している冊子（リーフレット）を用いることは悪いことではありませんが、それだけでは足りません。

患者さんに対しては、「補綴」のための他の治療法である❶ブリッジと❷入れ歯（可撤性義歯）に関しても、その内容を説明したうえで、これらを選択した場合とインプラント治療を選択した場合との利害得失（長所と短所）を、わかりやすく説明することが必要です。

患者説明の POINT

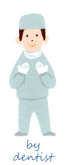
by dentist

歯根破折や歯周炎等で抜歯適応になった場合に、「抜いた後どんな方法で治療するか悩んでいる」と言って抜歯後の治療方法に対して、ねほりはほり可能性だけを聞いてきたり、決まるまで抜歯をしないで他の歯科医院を受診する患者さんがいます。しかしそもそもこれは間違った患者さんの考え方です。抜歯という手技はあくまでも疾患（歯根破折やう蝕、歯周炎等）に対する治療のアプローチであって、欠損補綴治療の1手技ではないのです。

抜歯前に抜歯後の治療相談として来院した場合には、インプラント治療の可否の診断は不確定であるため、「抜くか抜かないかはあくまでも病気をとる（治す）目的なので、抜いた後どんな方法で治療するかは抜いてから考える問題だと思いますよ」と説明するなど「疾患」と「欠損補綴」を分けることが重要です。

患者説明の POINT

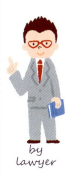
by lawyer

POINT ❶ 近年では、インプラント治療も、社会的に広く知られるようになり、また、多くの医療機関で実施されるようになってきました。それゆえ、医療機関を受診する患者さんの多くは、インプラント治療を受けることを選択肢の1つとして考えています。

また、インプラント治療を専門的に行っている医療機関では、患者さんは自分でインターネットで調べて、あるいは、他の医療機関から紹介されて、インプラント診療を受けたいとの強い希望をもって受診します。

ただ、そうであるからといって、説明にあたって、インプラント治療に関する内容だけを説明すればよいということにはなりません。むしろ、そうであるからこそ、患者さんが当初から希望しているからこそ、他の治療法に関する内容についても、これをていねいに説明する必要があります。

POINT ❷ インプラント治療は、「ギャンブル性が高い」治療法です。インプラント治療を強く希望している患者さんほど、それに目をつぶり、あるいは、治療にともなう危険性（リスク）を不当に低く見積もっている可能性があります。それゆえ、説明を通じてこれを是正しない限り、過大な「期待」を抱いたまま治療が開始されることになります。

そこで、説明にあたっては、インプラント治療によって期待される効果に加えて、治療にともなう危険性（リスク）についても、患者さんに明確に示してやる必要があります。

POINT ❸ 歯科診療には、治療を受ける「目的」と治療によって得られる「効果」が必ずしも一致していない、という特色があります。治療によって得られる「効果」には、たとえば、機能的なもの、審美的なものなどがあります。他方、治療を受ける「目的」は、患者さんによって実にさまざまです。たとえば、堅いお煎餅を食べたいと考えてインプラント治療を受ける患者さんもいれば、就職試験を受けるにあたってインプラント治療を受ける患者さんもいます。

ただ、上記のような「目的」は、「医療」の枠を超えるものです。それゆえ歯科医師は、およそこれに介入することはできず、また、許されもしません。歯科医師がこの「目的」に「深入り」することは、患者さんに解決できない「過大な期待」を抱かせるおそれがあります。「目的」に関しては、「共感」はしてもよいですが、言葉に出すことは厳に慎まなければなりません。

bad document

「補綴治療（インプラント治療を含む）に関する説明書」の不適切な書類例

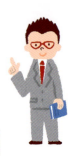

インプラント治療の説明書

患者氏名　　　　　　様

1 歯を失うと

顔の輪郭が変わり表情が老けて見えます。

認知症が進行します。

頭痛や肩こりが起こりやすくなります。

> 医学的にみて根拠に乏しい内容を伝えて、患者さんの不安をあおっています。

2 従来の治療法の問題点

①ブリッジ

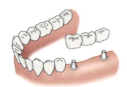

- 両隣の健康な歯を削る必要があります。
- 両隣の歯がむし歯になります。
- 両隣の歯に負担がかかって根っこが折れやすくなります。

②入れ歯（可撤性義歯）

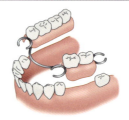

- バネが見えて見た目が悪くなります。
- 骨が痩せていきます。
- 精神的に歳をとってしまいます。

> 他の治療法の短所のみを強調することで、患者さんをインプラント治療に強く誘導してしまっています。

▼

しかし、インプラント手術を受けると……

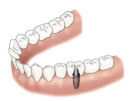

簡単な手術を受けるだけで
- ☐ 天然歯と変わらない見た目です。
- ☐ おいしくしっかり噛めるので、認知症の予防になります。
- ☐ 口元を気にせず笑顔が美しくなります。
- ☐ 顎の骨が痩せることの防止になります。

> インプラント治療には危険性（リスク）もなく、「限界」もないかのように説明されています。
> およそ「中立的」な説明とは言えません。

書類❷

インプラント治療を受けるための検査等に関する説明書

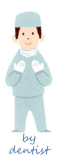

現状の問題点

　現在、開業医や大学病院等では、エックス線写真の撮影やCT検査、模型診査、血液検査等が行われています。ただ、これらが口頭による説明のみで行われているケースがほとんどです。中には「とりあえず検査までしてみましょうか？」など、居酒屋のビールを注文するかのような感覚で検査を実施している歯科医院は多いのではないでしょうか。もともと検査の少ない歯科医療にとって、検査の説明や同意に対する認識は非常に薄い現状があります。

　また、検査に対しては必ず結果が必要であることから、ただやみくもに結果や意義が説明できない検査をすることは問題です。口腔内写真も記録ではなくりっぱな診査・検査ですから、必ず患者さんに結果を示す必要があります。

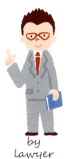

この書類の必要性と重要度

　「インフォームド・コンセント」は、手術の「専売特許」ではありません。外科的侵襲がなくても、患者さんに合併症・偶発症や副作用が生じるおそれがあれば、患者さんに対してそのことを説明して、その同意を受けておく必要があります。

　インプラント治療における術前検査にはさまざまなものがありますが、少なくともエックス線写真の撮影やCT検査に関しては、これを受ける患者さんに被曝などの不利益が生じるおそれがあります。それゆえ、これらを実施するにあたっては、書面を用いた「インフォームド・コンセント」をする必要があります。

　医薬品を投与する場合も、副作用を生じるおそれがある以上、同様です。

good document ―望ましい書類例―

1枚目

インプラント治療を受けるための検査等に関する説明書

患者氏名　　　　　　　　　様

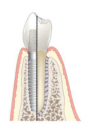

　インプラント治療に先立って、それを受けるにあたって必要となる検査等の内容等を説明します。
　以下の内容を読み、口頭による説明を受けたうえで、☑印を付した検査等を受けるかどうかを決定してください。

❶ 検査等の必要性

　あなたは、インプラント治療を受けることを希望されています。
　インプラント治療では、歯が失われた場所のあごの骨の中にインプラント体を埋め込む必要があります。そのため、患者さんの骨の状態（骨の量と質）や噛み合わせの状態、全身状態等によっては、インプラント治療を行うことが適当ではない（適応がない）、と考えられることがあります。
　また、インプラント治療としてどのような治療を行うか、具体的には、埋め込むインプラント体の本数、埋め込む場所その他の治療の具体的な内容・方法は、検査等によって得られた患者さんの身体状況、病状に関する情報を踏まえて、これを決定します。
　これらの理由から、所要の検査等を行います。

❷ 患者さんに対して行う検査等の内容等とこれにともなって予想される問題点等

　検査等の内容と、これを行う理由または必要性、これにともなって生じる問題の内容は、以下のとおりです。
　患者さんに対しては、以下に記載したもののうち、☑印を付したものを行います。

☐ **模型診査・口腔内写真診査**
　上下の歯型を取り、口の中の写真を撮影します。
【理由または必要性】
　残っている歯の状態や歯肉の状態、インプラントをする部位のあごの状態を評価するために行います。また、将来回復すべき歯冠形態をワックスでシミュレーションするためにも必要です。
【予想される問題点】
　外科的な侵襲をともなうものではないため、格別問題等を生じるおそれはありません。
　なお、採取された歯型や撮影された写真（データ）は、患者さんの個人情報として厳重に保管するとともに、あなたに対する治療のために利用します。

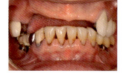 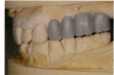

☐ **診断用ステント製作およびCT検査**
　模型診査の結果をもとに、理想的と考えられる歯列を再現した「ステント」と呼ばれる人工歯のレプリカを製作し、それを装着したうえでCT撮影を行います。

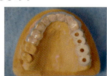

---

 lawyer's eye　検査等の結果によってインプラント治療の適応がないと判断されるケースがあります。事前にこの点についても説明をしておかないと、後日、インプラント治療の適応がないと判断された場合に、患者さんから、無駄な検査等をした、と言われて、医療費の返還を請求されるおそれがあります。

 lawyer's eye　患者さんによって実施する処置が異なる場合があります。この場合、「チェックボックス方式」を採用すれば、準備する書類を少なくすることができます。

【理由または必要性】
　ステントにはバリウムが含まれています。それを装着してCT撮影を行うことで、理想的と考えられる歯の下にあごの骨がどれだけあるかを正確に計測することができます。
【予想される問題点】
　CT撮影にともなって、一定量の被ばくが生じます。

□ **シミュレーション精密診断**
　CT撮影によって得られたデータを、インプラント専用のシミュレーションソフトを用いて解析します。これによって、インプラント体を埋め込む部位のあごの骨量や骨質を評価します。

【理由または必要性】
　骨移植が必要となるかどうか、手術にあたってどのような点に留意すべきか等を明らかにすることができます。また、コンピュータガイド装置を製作することによって、より安全な手術を行うことが可能となります。
【予想される問題点】
　外科的な侵襲をともなうものではないため、特に問題等を生じるおそれはありません。なお、採取された歯型や撮影された写真（データ）は、患者さんの個人情報として厳重に保管するとともに、あなたに対する治療のために利用します。

□ **血液検査・心電図検査・金属アレルギー検査**
【理由または必要性】
　患者さんの現在の全身状態やアレルギー等に関する正確な情報を把握するために行います。チタン製の人工歯根を埋め込む外科処置をともなうことから、安全なインプラント治療を行うためには、これらの情報が必要不可欠です。
【予想される問題点】
　採血にともなう内出血やアレルギー検査による発赤や湿疹等の症状が出現する場合があります。

以上の内容について、資料とともに、この書面を用いて説明しました。
　　　　　　　　　　　　　　　　　〈説明した日〉　　年　　月　　日
　　　　　　　　　　　　　　　　　〈説　明　者〉

同意書

　　　　　　　歯科医院　院長殿

上記について、十分な説明を受けて、その内容を理解しました。
そのうえで、☑印を付した検査等を受けることに同意します。
　　　　　　　　　　　　　　　　　〈同意した日〉　　年　　月　　日
　　　　　　　　　　　　　　　　　〈患　者　名〉
　　　　　　　　　　　　　　　　　〈同意した者〉

 検査等によっても合併症・偶発症や副作用が生じることがあります。それゆえ、実施する検査等ごとにその内容について説明をしておく必要があります。

 写真（データ）も、患者さんの個人情報です。その取扱いに関しても説明をしておくのが適切でしょう。

書類作成のPOINT

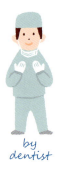
by dentist

インプラントの術前検査（診査）としては、
❶歯周組織検査（残存歯の状態検査）
❷口腔内写真検査（欠損部の角化粘膜の状態等）
❸模型診査（クリアランスや近遠心径等）
❹エックス線診査（骨量・骨質・抜歯窩の治癒状態等）：パノラマ、CT
❺血液検査（全身疾患・感染症等）
が挙げられます。

この中でも特にエックス線診査（パノラマ、CT等）は、インプラント治療の適否を決めるうえでもシミュレーションによるサージカルガイドを製作するうえでももっとも重要な検査です。しかし、被曝の問題を含めて侵襲的な検査になること、撮影した結果インプラントが埋入できないケースもあります。したがって、その必要性と撮影してもインプラント治療ができない場合があることを含め十分な説明が必要となります。

また昨今、検査データに関しては患者さんに説明する義務を歯科医師が負うにもかかわらず、術前や術中、術後にパシャパシャとパパラッチのごとく許可もなく、患者さんに見せることもなく写真や動画を撮ってプレゼン資料にしている若手歯科医師が多いです。患者さんをインプラントの1症例としてとらえる前に、自己意思をもった一成人であること、そして、許可もなく勝手に検査をしてもよいという歯科医師の考えや発想が、後日治療に失敗した際には大きな不信感を招くこととなることを忘れないでほしいです。

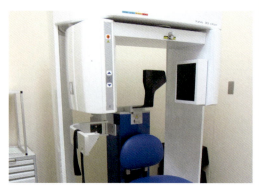
（昭和大学歯科病院）

書類作成のPOINT

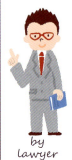
by lawyer

POINT ❶ インプラント治療は、すべての患者さんに適応となる治療ではありません。また、一口に「インプラント治療」といっても、具体的な方法はさまざまです。

術前に検査を行うのは、インプラント治療の適応となるか、どのような方法でそれを実施するのかを決定するためです。

POINT ❷ 術前に行われる検査は、患者さんの身体状況、病状に応じてさまざまです。

このようなケースでは、いわゆる「チェック・ボックス」の方式をとることが適当です。説明書には検査をあらかじめ網羅的に記載しておき、患者さんの身体状況、病状を踏まえてどの検査を実施するかを決定し、説明する際に、実際に行う検査のみに☑を記載し、その内容のみを説明する方式です。

POINT ❸ 記載しておく内容は、検査の具体的な内容と当該検査をする理由です。

加えて、エックス線写真の撮影やCTの撮影など、患者さんに不利益が生じるものについては、撮影を行った場合に生じる不利益の内容とともに、行う理由、言い換えれば、行わない場合に治療上患者さんが被る不利益の内容について、具体的に記載しておく必要があります。

これは、患者さんに撮影しないという選択肢を与えるためです。

患者説明のPOINT

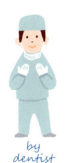
by dentist

　検査がどうして必要なのか、口腔内写真やCTなどを撮影することのメリットを明確に示すことが重要です。
　特に、インプラント治療の術前検査項目の中で得られる情報がもっとも少ないのが口腔内写真です。したがって、口腔内写真を撮るメリットやプライバシーの問題を含め、明確に説明することが重要ですし、明確な説明ができないのなら、撮影しないことも選択の1つです。講演会でのプレゼンや症例カンファレンス、専門医の申請・更新のために撮影することは、「意味のない検査」と同義語です。

患者説明のPOINT

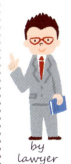
by lawyer

POINT ❶　一般に、術前に行われる検査は、インプラント治療それ自体とは「別料金」とされています（47ページ・書類❶参照）。
　別に医療費を請求する以上、「無用」な検査であってはならないことは当然です。検査を実施するにあたっては、患者さんに対してなぜその検査を行うかを説明し、その同意を受けておく必要があります。

POINT ❷　インプラント治療の適応となるかどうか、さらには、どのような方法でそれを実施するのが適当かを判断するためには、事前に必要な検査を行い、患者さんの身体状況、病状を正確に把握しておく必要があります。
　たとえば、インプラント体の形状やそれを埋入する場所は、患者さんの骨の状態（形状や厚さ）、口腔内の粘膜等の状態、神経の走行の状況を踏まえて決定されなければなりません。用いるインプラント体の医療材料（マテリアル）は、患者さんのアレルギーの有無等を踏まえて決定されなければなりません。全身疾患や感染症がある患者さんに対しては、インプラント治療を開始する前に、一定の処置を行っておく必要もあります。

POINT ❸　エックス線写真やCTを撮影する場合、患者さんには被曝などの不利益が生じます。撮影にあたって造影剤を使用する場合は、造影剤による副作用が生じるおそれもあります。
　それゆえ、これらを撮影するにあたっては、特に書面を用いた「インフォームド・コンセント」をしておくことを推奨します。

POINT ❹　単に写真を撮影するだけであれば、患者さんに対して口頭で説明をして、その同意を受けて撮影すれば足ります。もちろん、撮影された写真（データ）は、医療情報であると同時に、患者さんのプライバシーに属するものです。外部に漏えいしないよう、厳重に保管しなければなりません。

POINT ❺　患者さんが撮影に同意したといっても、あくまでも「診療」のためであって、「研究」のためではありません。患者さんにとっては、自身に対する「診療」と社会のための「研究」とは別の事柄です。それゆえ、「診療」のために撮影された写真（データ）を「研究」のために利用するには、別途、そのことについて、患者さんの同意を受ける必要があります。

bad document

「インプラント治療を受けるための検査等に関する説明書」の不適切な書類例

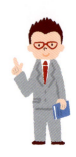

インプラント治療の検査にあたって

患者氏名　　　　　　　　　様

インプラント治療を行うにあたり以下の検査を実施します。

❶ CT検査　　　　　　　　　　　　　　　　円
❷ シミュレーション精密診査　　　　　　　円
❸ 血液検査　　　　　　　　　　　　　　　円
❹ 顎運動検査　　　　　　　　　　　　　　円
❺ 咬合力検査　　　　　　　　　　　　　　円

※必要に応じて追加のレントゲン撮影を行います。
※ただし、インプラント治療をこちらの歯科医院で行う場合は、無料となります。

上記について説明しました。

〈説明した日〉　　年　　月
〈説　明　者〉

> 単に料金について説明しているだけにとどまります。
> 医療行為を受けるかどうかに関する選択をさせるものとしては、きわめて不十分な内容です。

> 検査それ自体も一個の医療行為です。それを「無料」とすることは好ましくありません。

> このような内容だと、後日、そもそも必要がなかった、騙されたと主張されれば返金せざるをえません。

書類❸

あるとより望ましい書類

インプラント治療の治療計画に関する説明書

5段階でみる この書類の重要度 ★★☆☆☆

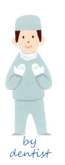
by dentist

現状の問題点
　インプラント治療の計画上の特殊性として、
❶抜歯や免荷期間の問題から治療期間が長期化しやすいこと
❷治療内容が変化しやすく総合的な診断を要すること
❸全顎的な治療になりやすいことから高額な診療費を要すること
❹インプラントが骨結合せず、治療計画を変更せざるをえない場合があること
　などが挙げられます。これらのことから、事前に説明した内容より治療期間が長くなったり、埋入本数が増えたり、治療費が高額になってしまうことがあったり、逆に患者トラブルを回避するために、歯科医師が無償で医療提供することを余儀なくされる局面に陥ることも少なくありません。しかし、現在歯科医院で用いられている治療計画書は、見積書のような費用の概算書だけのことが多く見受けられます。

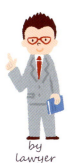
by lawyer

この書類の必要性と重要度
　インプラント治療に関しては、患者さんが、当初に受けた説明の内容と違う、と感じたことをきっかけとして、不信感を抱き、その後にトラブルに発展することが少なくありません。このことには、インプラント治療に特有の事情が関係しています。
　もちろん、多くの歯科医師は、インプラント治療を始める際には、患者さんに対して、その後の治療の「予定」や費用等の「見込み」を伝えています。この場合は、患者さんが治療に関して「不安」を感じることは少なくなるでしょう。ただ、伝え方によっては、患者さんに、「予定」や「見込み」ではなく「確定」したものと「誤解」されるおそれがあります。
　インプラント治療は、多くの医療行為の「複合体」です。また、終了するまでに比較的長期間を要します。加えて、実際に始めてみなければわからない、という面が少なからずあります。これらのことを踏まえて、治療を始める前に、患者さんに「治療計画」を説明しておくことを推奨します。

治療計画の書類作成と患者説明の前に

宗像 雄（弁護士）

> インプラント治療は「長丁場」です。患者さんに不信感を抱かせない工夫が必要です。

1　「インプラント治療」の特色

「インプラント治療」は、手術を行ってインプラント体を埋入する段階と埋入されたインプラント体に上部構造を装着する段階の、大きく2つの段階に区別することができます。

あわせてインプラント体を埋入する前には、必要な検査を行い、どのような方法で埋入するかを決定する必要があります。同様に、インプラント体を埋入した後には、一定期間患者さんの経過を観察して、埋入したインプラント体が安定したことを確認しなければ、上部構造を装着することはできません。

このように「インプラント治療」は、多数の医療行為によって構成される、一連の治療行為のいわば「総称」です。それゆえ「インプラント治療」という医療行為はありません。また、行われる医療行為の内容も多様であり、時間的にも長期間にわたります。加えて、個々の医療行為は相互に有機的に関連付けられています。

2　「インプラント治療」における説明の難しさ

ただ、患者さんは、上記の内容を正しく理解しているわけではありません。「インプラント治療」という言葉は知っていても、具体的な内容を知らないこともあります。

それゆえ「インプラント治療」を構成する個々の医療行為について、患者さんに対して説明をしてその同意を受けるだけだと、そもそも何のためにその医療行為をやるのか等について、患者さんが十分に理解しないままに治療が進んでいくおそれがあります。その結果、治療が進んでも、患者さんが「思い込み」や「誤解」をしたままであったり、また、治療の進み方について不安を抱いた患者さんが、治療の内容に不信感を抱くおそれもあります。

このような事態を避けるためには、患者さんに対してインプラント治療をすることが決定した時点で、その「全体像」、言い換えれば、以後の「治療計画」について説明をしておくことが適切です。

3　「治療計画」の説明をする時期

「インプラント治療」は補綴治療の一種です。補綴治療には、他に「義歯（入れ歯）」や「ブリッジ治療」等の方法があります。

患者さんにとってどの補綴治療が最適であるかは、患者さんの身体状況、病状、患者さんの意思や

経済状況等を考慮して決定されます。ただ、インプラント治療には、他の治療法と比較して、外科的な侵襲の程度が高い、支払う医療費も高額に上るという事情もあります。それゆえ、多くの患者さんにとっては、インプラント治療は、他の治療法では対処できない場合に選択されるもの、いわば「最後の手段」です。

それゆえ「初めからインプラント治療ありき」という姿勢は、適切とは言えないでしょう。患者さんに対して、売上げを上げるために「押しつけ」ている、との印象を与えかねません。

ところで、患者さんの中には、インプラント治療に対して「過大な期待」を抱いて医療機関を訪れる人もいます。ただ、患者さんがインプラント治療を強く希望していても、歯科医師は、その患者さんがインプラント治療の「適応」となるかどうかを、自らの医学的な知見やスキル（技術）に照らして判断しなければなりません。

治療法の「適応」は、一個の医学的判断です。それゆえ、この判断が相当ではない場合には、いわゆる「医療ミス」とされ、歯科医師は法的な責任を負います。どんなに患者さんから強く要望されても、歯科医師には、「専門家」としてやってはいけないこと、「超えてはいけない一線」があります。「ならぬことは、ならぬものです。」歯科医師は、自らの医学的知見をゆがめることはあってはなりません。

以上のことを考慮すると、患者さんに対して「治療計画」の説明をする時期としては、患者さんについてインプラント治療が適応となることが確認された時点以降が適切であると考えます。

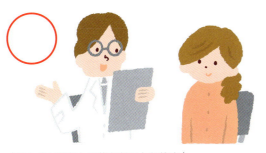

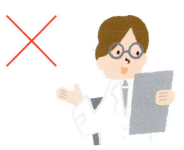

それぞれの治療法の利点・欠点を理解したうえで患者さんがインプラント治療を選択

インプラント治療のための検査でインプラント治療が適応と判断

インプラント治療計画の説明

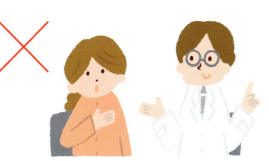

4 「治療計画」の説明の内容

一般に、患者さんが特に関心を有する事柄は、次の3つです。

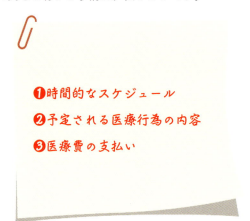

❶時間的なスケジュール
❷予定される医療行為の内容
❸医療費の支払い

まず、インプラント治療が終了するまでにどの程度の期間を要するかを明らかにする必要があります。もちろん、この時点で所要期間を厳密に特定することはできません。それゆえ、「通常であれば〇～〇か月程度」という表現を使うのがよいでしょう。また患者さんは、誰もが一刻も早く治療が終わればよいと考えています。しかし、患者さんが「予想外に長引いている」と感じると、それがきっかけとなって治療の内容に不信感を抱くことがあります。それゆえ、少し余裕をもった期間を伝えるのがよいでしょう。

次に、時間の流れに従って、予定される医療行為の内容を明らかにする必要があります。医療行為として特に重要なものは、インプラント体の埋入手術と上部構造の装着です。ただ、これらを実施する際に、それぞれの医療行為の内容や医療行為にともなう危険（リスク）について説明をする機会があります。それゆえ、この時点では、あくまでも「こういう医療行為が予定されている」という程度の内容で結構です。

さらに、予定される医療行為の内容に対応する形で、支払う必要のある医療費を明らかにする必要があります。医療費に関しては、「インプラント治療」全体でいくらという決め方をすることは、適切ではありません。医療費は、患者さんに対して医療行為を「提供したこと」の対価です。治療が「完了したこと」の対価ではありません。実施された医療行為ごとに、その対価としての医療費が発生します。それゆえ患者さんが支払うべき医療費は、予定される医療行為と「ひも付け」ておくことが適当です。加えて、何らかの理由で、最後の段階まで進まずに治療が終了してしまう場合があります。この場合にも、すでに実施した医療行為に関する医療費については、これを患者さんに支払ってもらう必要があります。全体でいくらという決め方をしてしまうと、患者さんに最後の段階まで進んでない以上は支払う義務はない、との誤解を生じさせるおそれもあります。

5 「治療計画」の説明にあたって留意すべき事項

この説明は、患者さんに対して「インプラント治療」をすることが決定した時点で行われるものです。それゆえ、その後の患者さんの身体状況の変化やその後に判明した事実に基づいて、内容が見直される可能性があります。

患者さんに対する説明にあたっては、あくまでも「計画」すなわち「見通し」にすぎないこと、言い換えれば、後日「見直し」がされる可能性があることを、はっきりと伝える必要があります。

あわせて説明を受けた「計画」について「見直し」がされるのは、「誤診」や「見立て違い」であったからではありません。事情が変わったためです。また、患者さんにとって決して悪いことではありません。「見直し」は、むしろ患者さんに提供される医療の内容をより適切なものとするための作業です。

患者さんに対して説明をするにあたっては、これらの点に関しても患者さんに十分に理解してもらえるよう、ていねいに伝える必要があります。

6 患者さんの「同意」について

「治療計画」に関しては、患者さんに対して「説明」をすれば足ります。患者さんの「同意」を受ける必要はありませんし、「同意」を受けることはむしろ適切ではないと考えます。

「治療計画」の作成は、それ自体として、患者さんの生命・身体を侵害する危険（リスク）を含むものではありません。それゆえ「同意」を受けることによって、患者さんにそれを引き受けてもらう必要がありません。

また、「治療計画」は、その時点で医療機関が立てた「見通し」にすぎません。医療機関が、患者さんに対してその内容を「約束」するものではありません。「同意」を受けたことで、患者さんに、「約束」をした、「契約」をした、という「誤解」が生じるおそれがあります。

---

column

治療計画変更を踏まえた、十分な説明を！

宗像源博（歯科医師）

❶治療の手順、❷埋入本数、❸補綴歯数、❹治療期間のみならず、抜歯の必要性や仮義歯の製作、残存歯の保存治療や補綴治療も含めた包括的な治療計画を事前に説明します。また、残存歯やインプラントの骨結合の状態によっては、再手術や治療計画を変更する場合があることも、十分に患者さんに説明する必要があります。

治療計画の変更例

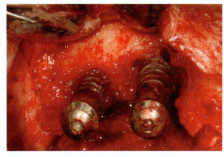
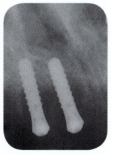
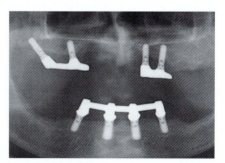

インプラントが術後感染し、除去に至ったことから、治療計画を固定性インプラント補綴装置から可撤性インプラント補綴装置に変更した。

インプラント治療の治療計画に関する説明書

患者氏名　　　　　　　　　様

　この間に行った検査等によって得られた情報をもとに検討した結果、あなたについては、インプラント治療の適応であると判断しました。

　あなたの身体状況、病状をもとに、希望される治療の内容・方法、ご負担いただく医療費の金額等を考慮したうえで、現時点における治療計画をまとめましたので、その内容を、以下のとおり説明します。

１ あなたの口腔内の状況、全身状態

1. 歯の欠損の状態（右図）

2. 全身状態（有・無）
   - □ 高血圧症　□ 糖尿病　□ 骨粗しょう症
   - □ 高脂血症　□ 虚血性心疾患
   - □ その他＿＿＿＿＿＿＿＿＿＿＿＿

3. 常用薬（有・無）
   薬剤名＿＿＿＿＿＿＿＿＿＿＿＿＿＿

4. 骨量および骨質
   - 骨量　□ 十分　□ 骨移植が必要
   - 骨質　□ 軟らかい　□ 普通　□ 硬い

２ インプラント治療の内容の概要

1. 埋め込むインプラント体（人工歯根）
   本数＿＿＿＿＿＿本
   埋め込む部位　右図をご覧ください。

2. 装着する上部構造
   装着方法　　□ ネジ止め式（スクリュー固定）
   　　　　　　□ 仮着式・合着式（セメント固定）
   人工歯（上部構造）の本数＿＿＿＿＿＿

3. 治療期間
   およそ＿＿＿＿＿＿か月程度

---

lawyer's eye：インプラント治療は「長期戦」です。最初に、このことを患者さんに説明しておく必要があります。

lawyer's eye：説明をした際に、患者さんから質問等を受けたときは、質問とそれに対する回答の内容を、それぞれカルテに記載しておくのが適切でしょう。

2枚目

❸ ご負担いただく医療費の概算

☐ **手術料**

　☐ インプラント埋入手術料

　インプラント埋入　　　　　　　　　円×　　　本＝　　　　　円

　インプラントシステムにより若干異なります。

　☐ 骨移植料金　　　　　　　　約　　　　円

　☐ 上顎洞底挙上術　　　　　　約　　　　円

　☐ 静脈麻酔（日帰り入院）料　約　　　　円（手術時間に応じて異なります）

☐ **上部構造料金**

　☐ 設計料

　☐ 上部構造料金　　　　　　　　　　円×　　歯＝　　　　　円

　被せ物の材料に応じて若干異なります。

☐ **メインテナンス料金**　　約　　　　円

　メインテナンスの間隔は埋め込む（埋入）本数や患者さんの口腔管理によって若干異なります。

❹ 変更の可能性について

　上記の内容はあくまでも「見込み」ないし「予定」にとどまります。

　手術および治療の過程における口腔内の変化や残存歯の状態、全身状態や骨量等に変更が生じた場合には、必要に応じて、

　❶ あらためて（再）検査等を行う

　❷ 手術内容を追加または変更する

　❸ 用いる医療材料（インプラント体や移植材料）を変更する

　❹ 人工歯（上部構造）の本数や材質・補綴装置の装着方法を変更する

　ことがあります。また、これにともなって医療費が増減することがあります。あらかじめご了承ください。

　以上の内容について、資料とともに、この書面を用いて説明しました。

　　　　　　　　　　　　　　　　　　　　〈説明した日〉　　年　　月　　日
　　　　　　　　　　　　　　　　　　　　〈説　明　者〉

確認書

　　　　　　　　歯科医院　院長殿

上記について、十分な説明を受け、その内容を理解しました。

　　　　　　　　　　　　　　　　　　　　〈確認した日〉　　年　　月　　日
　　　　　　　　　　　　　　　　　　　　〈患　者　名〉
　　　　　　　　　　　　　　　　　　　　〈確認した者〉

lawyer's eye　「計画」ですので、あくまでも「予定」にすぎません。ただ、「確定」したものであると「誤解」した患者さんから、後日、約束が違う、と言われることがあります。そこで、説明にあたっても、後日「変更」される可能性があることを明確に伝えておくのが適切でしょう。

lawyer's eye　「確認書」は、患者さんに理解していただくための説明です。患者さんの「同意」を受ける必要はありません。そこで、題名を「確認書」とし、「その内容を理解しました」と記載しています。

lawyer's eye　患者さんが年少者であるケースなどでは、患者さん本人ではなく、その親権者（保護者）が確認をすることがあります。それゆえ、「確認した者」という表記にしてあります。

column

高齢者に対するインプラント治療介入について

 インプラント治療は、そもそも何歳まで許容されるものでしょうか？

 日本では、医療の発達と介護施設の充実等によって平均寿命は年々延びており、超高齢社会は今後ますます進むことが報告されています。一方健康寿命は平均寿命と比例関係になく、格差が広がっています。医科と異なる歯科の役割は、この健康寿命の延伸であり、咀嚼機能の回復による食生活の改善と口腔ケア等による誤嚥性肺炎の予防等になるわけです。この咀嚼機能の回復の手段としてインプラント治療が適用されているためインプラント治療の年齢制限は理論的には、現状、ありません。

 しかし保険契約の場合、年齢制限があります。

 実際問題としては、患者さんが寝たきりや介護施設等で通院できなくなった場合に、以下のようなさまざまな問題が生じることになります。
❶インプラントの修理や撤去等を行える専門医が在宅医療や老人福祉施設、病院歯科に少ない
❷口腔清掃しづらい形態の場合も多く、看護師を含めインプラントの口腔ケアの仕方がわからない
❸インプラントドライバーが標準化されておらず、容易に修理や撤去等が行えない
学会でも大きな問題（課題）として捉えられています。

 たしかに特殊な治療ですからね。これらを考慮すると、80歳以上の患者さんに対しては、インプラント治療は相当困難でしょうね。

column

インプラント治療の「医療水準」の1つとして注目したい「診療ガイドライン」

宗像源博（歯科医師）

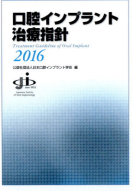

「口腔インプラント治療指針 2016」
（公益社団法人日本口腔インプラント学会）
http://www.shika-implant.org/publication/dl/2016_guide.pdf

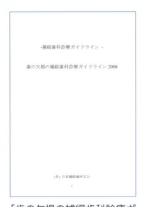

「歯の欠損の補綴歯科診療ガイドライン 2008」
（公益社団法人日本補綴歯科学会）
http://hotetsu.com/s/doc/guideline_2008.pdf

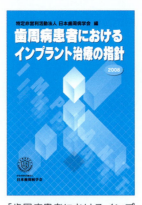

「歯周病患者におけるインプラント治療の指針 2008」
（特定非営利活動法人日本歯周病学会）
http://www.perio.jp/publication/upload_file/guideline_implant.pdf

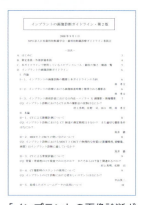

「インプラントの画像診断ガイドライン第2版 2008年9月」（NPO法人日本歯科放射線学会）
http://www.dent.niigata-u.ac.jp/radiology/guideline/implant_guideline_2nd_080901.pdf

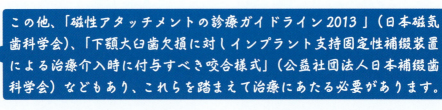

この他、「磁性アタッチメントの診療ガイドライン 2013」（日本磁気歯科学会）、「下顎大臼歯欠損に対しインプラント支持固定性補綴装置による治療介入時に付与すべき咬合様式」（公益社団法人日本補綴歯科学会）などもあり、これらを踏まえて治療にあたる必要があります。

書類❹

インプラント体の埋入手術等に関する説明書

5段階でみる この書類の重要度 ★★★★★

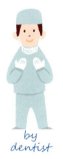

現状の問題点
　インプラント治療における合併症・偶発症としては、主に次のものが挙げられます。
❶外科的なもの：術後感染やオッセオインテグレーションの不獲得、神経麻痺等
❷補綴学的なもの：スクリューの破折やポーセレンのチッピング、咬合違和感
❸生物学的なもの：インプラント周囲炎や周囲炎によるインプラントの喪失、歯肉退縮
　インプラント治療中に生じる偶発症の大半は外科的偶発症であり、他はメインテナンス中に生じるものです。したがって手術の説明書・同意書は、外科的な合併症・偶発症をめぐるトラブルを予防するうえできわめて重要なものです。
　それにもかかわらず金銭（医療費）のことだけが書かれている書類も少なくないのが現状です。

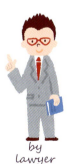

この書類の必要性と重要度
　「インプラント治療」は、大きく2つの段階に区分することができます。第1は、手術を行ってインプラント体を埋入する段階であり、第2は、補綴のために埋入されたインプラント体に上部構造を装着する段階です。この説明書・同意書は、このうちの第1段階に関するものです。
　この段階は、「インプラント治療」において、もっとも外科的な侵襲の程度が大きいです。それゆえ、合併症・偶発症が発生する可能性も高いです。加えて、合併症・偶発症にはさまざまなものがありますが、中には手術にともなって不可避的に生じうるものもあります。すなわち、患者さんが手術を受けることに同意することは、反面、このような避けられない合併症・偶発症が生じることを甘受することにほかなりません。
　説明を通じて、このことを患者さんに十分に理解してもらう必要があります。

インプラント体の埋入手術等に関する説明書

患者氏名　　　　　　　　　様

　インプラント治療の一環として、インプラント体の埋入手術等を行うにあたり、あなたに行う手術その他の医療行為の内容、これにともなう危険性等を説明します。
　以下の内容を読み、口頭による説明を受けたうえで、埋入手術を受けるかどうかについて、決定してください。

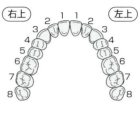

❶ あなたの口腔内状況と病状等

　あなたは、右の部位について、歯が失われている状態が認められます。
　また、あなたには次のような障害が生じていますが、これらは、歯が失われていることがその原因の1つになっている、と考えられます。
　□ 咀嚼機能（食べること、噛むこと）が十分ではない
　□ 他の歯に負担がかかってしまっている
　□ 見た目があまりよくない
　□ 口腔内の清掃がしにくい
　□ その他_____

❷ インプラント治療の必要性と埋入手術等の内容

1. インプラント治療の必要性

　上記の障害を改善するためには、インプラント治療を行い、失われている歯を補う（補綴する）ことが有効であると考えられます。インプラント治療を行う場合、人工歯根となるインプラント体を、歯槽骨の中に埋め込む（埋入する）必要があります。

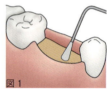

図1

2. 埋入手術の基本的な内容

❶ 局所麻酔を行い、粘膜を切開して歯槽骨を露出させます（図1）。
❷ インプラント体を埋め込む部位に穴を開けます（図2）。
❸ 穴を開けたところにインプラント体を埋め込み縫合します（図3）。

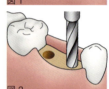

図2

3. インプラント体

❶ インプラント体の本数　　　　　　　　　　本
❷ インプラント体の大きさ　直径　　　　mm　長さ　　　　mm
❸ インプラント体の材質　□ 純チタン製　　□ チタン合金製
　なお、この本数と上部構造として装着される人工歯の本数には、直接の関係はありません。

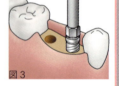

図3

4. 埋め込む部位 _____

---

lawyer's eye

埋入されるインプラント体の材質は、患者さんにとって重大な関心事です。一般に「チタン製」と言われていますが、厳密には「純チタン製」のものと「チタン合金製」のものがあります。「チタン合金製」のものである場合、合金として含有している金属によってアレルギー症状が出るおそれがあります。

5. 埋入術式　　□ 1回法（手術時にキャップが口腔内に見える方法）
　　　　　　　□ 2回法（手術時にインプラントを歯肉の中にかくす方法）

6. 追加する処置について

　これまでに行った検査等の結果を踏まえて、埋入手術と併せて、次の☑印を付した処置を行います。

□ 静脈麻酔
　点滴を用いて手術中眠った状態で行う手術です。手術時間が長い場合や全身疾患（高血圧や糖尿病）がある場合、手術中の不安や緊張を和らげるために併用します。

□ 上顎洞底挙上術
　上あごの骨が少ない部位に対して、鼻（上顎洞）の粘膜を持ち上げて、骨移植を行う処置です。

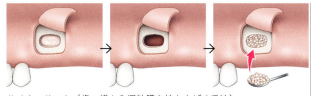

サイナスリフト（歯の横から洞粘膜を持ち上げる手法）　　ソケットリフト（インプラントを入れるところから洞粘膜を持ち上げる手法）

□ 骨移植術
　インプラントを支えるためには十分な骨が必要です。骨が細い部位に対して、インプラントの周囲に人工の骨もしくは別の部位（親知らずがあったところ）から骨を採取して、骨を造成する処置です。

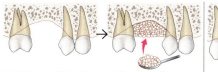 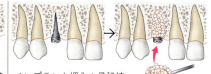

骨移植のみ（骨の幅が細すぎてインプラントを同時に埋入できない場合）　　インプラント埋入＋骨移植

□ 遊離歯肉移植術
　インプラントを長期的にお使いいただくためには日常の口腔ケアがもっとも重要です。しかし、歯を喪失した部位によっては、歯肉（角化粘膜）が足りなくなり清掃しにくくなっている場合があります。その場合、上あごの内側から歯肉を取ってインプラントの周りに移植する処置が必要で、遊離歯肉移植術と言います。

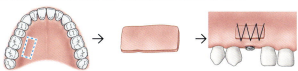

上あごの内側から歯肉を採取して移植

lawyer's eye
埋入手術と同時に別の処置を実施するときは、事前にその旨の説明をしておく必要があります。そうしないと、後日、患者さんから、聞いていなかった、と言われることがあります。

□ その他＿＿＿＿＿＿＿＿＿＿＿＿＿＿＿＿＿＿＿＿＿＿＿＿＿＿＿＿＿＿＿＿＿

7. なお、以上の内容は、あくまでも予定です。手術中に予期しない事態が生じたときは、所要の処置を行います。また、予定していた手術等の内容を変更することがあります。これらにより、後記の医療費の額が増減します。以上についてあらかじめご了承ください。

❸ 埋入手術等にともなって生じる合併症・偶発症について

埋入手術等を受ける場合、次に挙げるような合併症・偶発症が生じることがあります。万一生じたとしても、それは埋入手術にともなう避けられないものです。
このことを考慮したうえで、埋入手術を受けるかどうかを決定してください。

❶ インプラントと骨との結合不全
　埋め込んだインプラント体と骨が結合しないことがあります。その理由はさまざまです。ただ、その頻度は5％程度にとどまります。
❷ 下唇のしびれ（下あごの奥歯にインプラントを入れた場合）などの神経障害
　インプラント体によって神経が圧迫される、切開やドリリング等の手術操作によって神経が刺激を受ける等の原因で生じます。通常は、時間の経過にともなって軽減しますが、インプラント体を除去しなければならない場合もあります。
❸ 上顎洞炎（上あごの奥歯にインプラントを入れた場合）などの術後感染
　縫った傷口から移植した骨やインプラント体が細菌等に感染して、発赤や発熱、痛みなどの症状が出ます。上顎洞に生じた場合には、鼻汁や鼻閉等が生じ、蓄膿症になる場合があります。

これらの症状が出現したときは、速やかに当院にご連絡ください。当院において、適切な治療を行います。
なお、この治療に必要となる医療費は患者さんの負担となります。あらかじめご了承ください。

❹ 他の治療法について

失われている歯を補う方法としては、インプラント治療の他に、❶ブリッジ治療と❷入れ歯（可撤性義歯）治療があります。これらの治療とインプラント治療のそれぞれの長所と短所を考慮したうえで、インプラント治療を受けるかどうかを決定してください。

❺ 術後の経過等について

❶ 通常、翌日ころまで痛みや出血があります。なお、内出血は2週間程度続きます。また、2〜3日後には患部や顔に腫れがみられます。これらは時間の経過とともに軽快していきます。
❷ 患部に外力が加わらないよう、くれぐれも注意してください。
　術後しばらくの間は、患部が腫れているのと埋め込んだインプラント体が不安定な状態にあります。それゆえ、患部に外力が加わると、インプラント体が動いてしまいます。この関係で、＿＿＿＿＿日程度は、入れ歯の使用はおやめください。
❸ 抜糸は1〜2週間後を予定しています。ただ、患部の状態等により、遅れることがあります。

手術の際、歯科医師には、患者さんの身体状況の変化や新たに判明した事情を踏まえて予定していた内容の全部または一部を中止し、あるいは、予定されていなかった内容を追加するなど、臨機応変な対応が求められます。それ自体は、「医療水準」に反するものではなくても、事前に説明をしておかないと、後日、患者さんから、聞いていなかった、と言われることがあります。

合併症・偶発症が生じることがあることを甘受して初めて、本当の意味で、手術を受けることに同意をした、と言えます。また、事前に説明しておけば術後に現実にそれが生じても、手術に過誤（ミス）があったとの「誤解」が生じるのを防ぐことができます。

合併症・偶発症の発生が「避けられない」ものであっても、要する医療費は患者さんの負担となります。事前に説明をしておくのが適切でしょう。

❹ 埋め込んだインプラント体が骨と結合したのを確認したうえで、上部構造として人工歯を装着します。結合するまでには、治癒期間として約_____か月程度かかります。ただし、この期間は手術内容に応じて延長する場合があります。
❺ 2回法の手術の場合には、治癒期間後にインプラントの頭出しの手術を行います。
❻ 治癒期間後にインプラント体と骨の結合が確認されないときは、埋め込んだインプラント体を抜去します。この場合、同部位の再手術は無償にて行いますが、薬剤・再診料等は別途かかります。

6 医療費について

　埋入手術等を受けるにあたってご負担いただく医療費は、次のとおりです。金額は、あくまでも現時点における概算です。これらの医療費は、原則として患者さんの全額自己負担となります。

　ご不明の点やご質問があれば、遠慮なくお問い合わせください。

- □ インプラント埋入手術　　　_____円×_____本=_____円
- □ サイナスリフト　　　　　　_____円×_____側=_____円
- □ ソケットリフト　　　　　　_____円×_____側=_____円
- □ 骨移植術　　　　　　　　　_____円
- □ 静脈麻酔　　　　　　　　　_____円
- □ 骨移植材料　　　　　　　　_____円
- □ メンブレン　　　　　　　　_____円
- □ 軟組織移植（CTG、FGG等）　_____円
- □ その他（_____）　_____円

　　　　　　　　　　　　　　概算_____円
　　　　　　薬剤費・レントゲン撮影等は別途かかります。

以上の内容について、撮影された画像や検査の結果を示しながら、この書面を用いて説明しました。

　　　　　　　　　　　〈説明した日〉　　年　　月　　日
　　　　　　　　　　　〈説　明　者〉

同意書

_____歯科医院　院長殿

上記について、十分な説明を受けて、その内容を理解しました。
そのうえで、本件手術と☑印を付した処置を受けることに同意します。

　　　　　　　　　　　〈同意した日〉　　年　　月　　日
　　　　　　　　　　　〈患　者　名〉
　　　　　　　　　　　〈同意した者〉

説明をした際に、患者さんから質問等を受けたときは、質問とそれに対する回答の内容を、それぞれカルテに記載しておくのが適切でしょう。

患者さんから同意を受けた際にも、患者さんが発した「言葉」をカルテに記載しておくのが適切でしょう。法律的には等しく「同意」であっても、どのような「言葉」を発したかによって、患者さんの「積極性」に違いがあります。

患者さんが年少者であるケースなどでは、患者さん本人ではなく、その親権者（保護者）が同意をすることがあります。それゆえ、「同意した者」という表記にしてあります。

治療に要する医療費の額、保険診療の有無は、患者さんにとって重大な関心ごとです。できるだけ詳しく説明しておく必要があります。

書類作成のPOINT

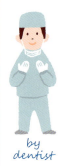
by dentist

手術の説明書・同意書に関しては、
❶手術方法（内容）
❷手術直後の問題（腫脹、疼痛、出血、血腫）
❸偶発症の可能性（神経麻痺や感染、上顎洞炎、インプラントの喪失）
❹術前術後の注意事項（抗菌薬の服用、休薬等）
を明瞭にしなければなりません。

特に、発症率は低いものの致命的なトラブルを生じやすい下顎臼歯部埋入後の神経麻痺（下歯槽神経麻痺）、GBR後の移植骨の感染、サイナスリフト後の上顎洞炎、骨結合しない場合のインプラント体の脱落に関しては、再埋入の可能性も含めた書類作成が必要です。

**埋入時の舌側への穿孔により
口腔底に血腫が生じた1例**

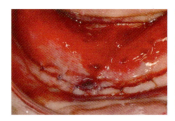
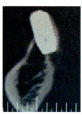

書類作成のPOINT

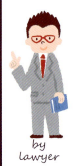
by lawyer

POINT ❶ 書類に記載すべき内容は、15ページの❶ないし❺です。中でも、詳細かつ具体的な記載が要求されるのは、手術にともなって患者さんが被るおそれのある不利益、具体的には、手術直後に生じる問題と発生するおそれのある合併症・偶発症等の内容です。

POINT ❷ その理由は、次の2つです。

第1は、患者さんに治療に対する「不信感」を抱かせないようにするためです。

術後に痛みや腫れといった異常が出現した場合に、患者さんが、手術にミスがあったのではないかとの疑念を抱くことは、無理からぬことです。ただ、この場合でもそれらの異常が出現しうることが術前から予想されていたのであれば、患者さんは、「想定内の出来事」であり、手術にミスがあったわけではないとして、冷静に受け止めることもできるでしょう。

第2は、患者さんに避けられない合併症・偶発症が存在することを理解させるためです。

合併症・偶発症には、手術にともなって不可避的に生じるものがあります。このような避けられない合併症・偶発症の発生は、手術それ自体に含まれている危険（リスク）が顕在化したものにすぎません。それゆえ、万一それが発生しても、手術を実施した医療機関や歯科医師は、これについて責任を負いません。ただ、患者さんがこのような内容を正確に理解したうえで手術を受けることに同意しているとは、必ずしも言えません。発生した合併症・偶発症については、すべて医療機関ないし歯科医師が責任を負わなければならない、と考えている患者さんもいます。

そして、記載されている内容が漠然としていたり、抽象的であったりすると、これらの目的を十分に達成することはできません。

POINT ❸ 術前に十分な検査を実施していても、患者さんの身体状況を正確に把握できるとは限りません。術前に把握していなかった事実に直面したことで、手術直後に思わぬ問題が生じたり、特異な合併症・偶発症が生じる可能性があります。

書面に記載するにあたっては、このことについても「含み」をもたせておくのが、より適切でしょう。

患者説明の POINT

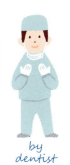
by dentist

インプラント手術が「初めての手術」という患者さんが少なくないことや、術後の腫脹を感染と誤解して大学病院に来院する患者さんも多いことから、術後の腫脹や疼痛、内出血に対する説明や術後のケア（歯ブラシや含嗽、食事）、義歯の不使用期間等に関して十分な説明を行うことが重要です。

また、手術方法など患者さんが理解しにくい内容に関しては、図や写真を用いて行うなど、視覚的な説明をすることも重要です。

特に気をつけて説明すべき内容としては、❶骨移植の有無と未認可も含めた移植材料の説明、❷内出血等の審美的問題、❸義歯の使用不可等の咀嚼障害の問題、❹下顎臼歯部であれば骨量の有無によらず下歯槽神経麻痺の病態と治療、❺上顎臼歯部であれば上顎洞炎の病態と治療について、十分な説明を行うことが重要です。

サイナスリフトの説明に用いる写真の例

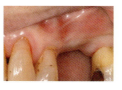
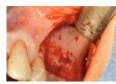
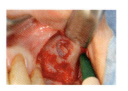
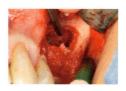

患者説明の POINT

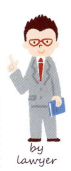
by lawyer

POINT ❶ 手術は十分に「危ない」医療行為です。手術には外科的な侵襲がともないます。また、手術をする部位の近くには大きな神経も通っています。そのため手術の際に神経を損傷したり、一時的に麻痺その他の影響を与える可能性があります。また、術後に痛みや出血が生じることもあります。患者さん対しては、これらの手術にともなう危険（リスク）の内容をありのままに伝える必要があります。

患者さんを不安にさせたくない、という気持ちは理解できます。ただ、「危ない」ものを「危なくない」と言うことは、「説明の内容が正しい」とは言えません。

POINT ❷ 加えて、ほとんどの患者さんは、自分が受ける手術を「危ない」ものであるとは考えたくはないでしょう。この意味で、患者さんは心理的に「バイアス」がかかった状態にある、と考えられます。そのため、言葉には出さなくても、「大したことはない」と匂わせただけで、信じ込んでしまいます。

ただ、本当に「大したことはない」結果で終わるかどうかは、「神のみぞ知る」事柄です。万一このような結果とならなかったときは、患者さんは「騙された」と考えて、不信感を抱くことでしょう。後日、「クレーム」を受けることを覚悟しなければなりません。このような事態を避けるためには、説明する内容だけにとどまらず、説明にあたって用いる「言葉」の選択を、より一層慎重に行う必要があります。

POINT ❸ 手術にともなう危険（リスク）の内容はありのままに、伝えるにあたってはより適切な「言葉」で。これらを肝に銘じてください。

bad document

「インプラント体の埋入手術等に関する説明書」の不適切な書類例

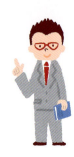

インプラント関連手術同意書

インプラント治療に必要な（外科）手術を行います。実施する手術の内容等は、患者さんの身体状況、病状等を踏まえて当院において決定させていただきます。

患者さんにお支払いいただく医療費は次のとおりです。

手術治療費概算
- □ インプラント埋入手術　　　　　　円×　　本＝　　　円
- □ サイナスリフト　　　　　　　　　円×　　側＝　　　円
- □ ソケットリフト　　　　　　　　　円×　　側＝　　　円
- □ 骨移植術　　　　　　　　　　　　円
- □ 静脈内鎮静法　　　　　　　　　　円
- □ 全身管理　　　　　　　　　　　　円
- □ 骨移植材料　　□ 0.25g（　　　円）　□ 0.5g（　　　円）
　　　　　　　　　□ 2g（　　　円）
- □ メンブレン　　□ 13×25（　　　円）　□ 25×25（　　　円）
　　　　　　　　　□ 30×40（　　　円）
- □ 軟組織移植（CTG、FGG等）　　　　円
- □ その他（　　　　　　　　　）　　円

　　　　　　　　　　　　　　　概算　　　　　　円
　　　　　　　　　　薬剤費・レントゲン撮影等は別途かかります。

ご不明な点があれば、なんなりとお問い合わせください。

同意書

　　　　　　　　歯科医院　院長殿

上記の診療行為について、担当歯科医師から十分な説明を受け、承諾しましたので診療行為を受けることに同意します。

　　　　　　　　　　　　〈同意した日〉　　年　　月　　日
　　　　　　　　　　　　〈患者名〉
　　　　　　　　　　　　〈同意した者〉

注釈：

- 「医療費の見積り書」になってしまっています。患者さんが医療行為を選択する、との内容が含まれていません。

- なぜ必要となるのかが記載されていません。後日「不要だったのではないか」との疑いが生じて、トラブルになるおそれがあります。

- 手術にともなう危険（リスク）について、何も記載されていません。それゆえ、「同意します」と記載されていても、「危険（リスク）を引き受けた」とは言えません。

書類❺

インプラント上部構造の製作および装着に関する説明書

5段階でみるこの書類の重要度 ★★★★☆

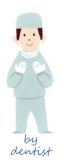
by dentist

現状の問題点
インプラント上部構造の製作にあたっては、
❶固定の方法：スクリュー固定、セメント固定、オーバーデンチャー（患者可撤式）
❷使用される医療材料（マテリアル）：チタン、ジルコニア、セラミック、ゴールド等
❸補綴装置・補綴歯数：ブリッジ、単冠、可撤性義歯
と多種多様の組み合わせがあります。そのうえ埋入本数と補綴歯数が異なることもあり、複雑です。しかし一般的な歯科医院では、術前に埋入手術～上部構造までの同意書を作成する場合が多いため、埋入手術の成否や埋入ポジションの変更によって補綴治療計画が変更になることが理解（納得）できず、大学病院に転医される患者さんも少なくありません。したがって、二次手術後もしくは印象採得時に再度十分な説明と同意が必要となります。

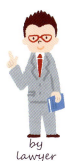
by lawyer

この書類の必要性と重要度
❶ この説明書・同意書は、「インプラント治療」の第2段階である、埋入されたインプラント体に補綴のための上部構造を装着することに関するものです。この段階は、第1段階（インプラント体の埋入）と比較して外科的な侵襲の程度は高くありません。それゆえ、神経の損傷等の合併症・偶発症が発生する可能性もそれほど高くはありません。しかし決して油断してはなりません。
❷ 上部構造は、咬合（咬み合わせ）に直接関係するうえ、「外から見える」部分です。また、「外から見える」がゆえに、使用される医療材料も多様であり、中には高額に上るものもあります。すなわち、機能的にも、審美的にも、経済的にも重要な意味を有しています。それゆえ、患者さんの「期待」も大きく、したがって後日患者さんから「クレーム」を受けることも多いと言えます。
❸ 上記のとおり上部構造は、❶固定の方法、❷使用される医療材料、❸補綴装置・補綴歯数の組み合わせによって、多種、多様なものが製作されます。

❶固定の方法、❷使用される医療材料、❸補綴装置・補綴歯数に関しては、それぞれ「どれかがそれ以外のものよりもつねに優れている」ということはありません。また、患者さんの身体状況、病状によっては「向き、不向き」もあります。それゆえ、どのような上部構造を製作するかの決定は、決して単純ではありません。患者さんの身体状況・病状やその意向を踏まえて、医学的知見に基づいて判断・決定する必要があります。

インプラント上部構造の製作および装着に関する説明書

患者氏名　　　　　　　　　　様

　インプラント治療の一環として、人工歯を含む上部構造を製作および装着するにあたり、製作する上部構造の装着方法や用いられる医療材料の材質、製作する人工歯の歯数等について説明します。
　以下の内容を読み、口頭による説明を受けたうえで、製作および装着する上部構造に関して決定してください。

❶ 上部構造について

　インプラント治療の第2段階として、埋め込まれたインプラント体に上部構造を装着します。上部構造には、人工歯も含まれます。
　どのような上部構造を製作し、装着するかは、あなたの口腔内の状況と、埋め込まれているインプラント体の部位や状態、希望される人工歯の本数、補綴装置の形態、ご負担いただく医療費等を考慮して、医学的知見に基づいて決定します。

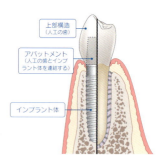

❷ 上部構造の装着方法（および用いられる医療材料の材質等について）

1. 上部構造の装着方法

❶ スクリュー固定式（ネジ止め式）
　　インプラント体に固定させたアバットメントに、上部構造をネジ（スクリュー）で固定する方法です。
　長所 ネジを外して上部構造を取り外すことができ、メインテナンスや修理は容易です。
　短所 外からネジ止めをしている穴（アクセスホール）が見えます。

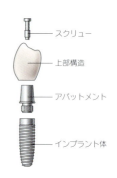

---

 lawyer's eye　上部構造の製作および装着も「医療行為」です。それゆえ、患者さんの意向を考慮することはもちろんですが、基本的には、歯科医師が決定すべき事柄です。また、患者さんの身体状況、病状によっては、患者さんの希望にそえないこともあります。このことを念頭におく必要があります。

 lawyer's eye　製作される上部構造には、さまざまなものがありえます。機能、審美および経済の面から、それぞれの長所と短所を詳しく説明をする必要があります。

❷ セメント固定式（仮着式・合着式）

　インプラント体に固定させたアバットメントに、上部構造をセメントで固定する方法です。

　長所 外からネジ止めをしている穴が見えないため、審美性がよいです。

　短所 壊さない限り取り外すことができない場合があります。それゆえ、メインテナンスや修理は難しくなります。

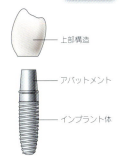

❸ オーバーデンチャー式（取り外し式）

　磁石やボタン（ロケーター）等の金具（アタッチメント）をインプラント体に取り付けて、入れ歯を強固に支える方法です。

　長所 取り外し式のため、口腔清掃が簡単です。

　短所 固定式でないため、毎晩外す必要があります。

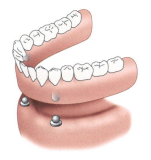

2. 上部構造に用いられる医療材料

❶ チタン合金

　インプラント体と同じチタン製で生体親和性が高い金属材料です。

　長所 金属であるため、上部構造の破折や摩耗が生じることはありません。

　短所 金属色であるため、審美性に劣ります。

❷ オールセラミックス

　陶磁器の一種で、非金属です。

　長所 プラスチック（合成樹脂）と異なり、変色することがなく高い審美性と透明度を示します。また、非金属であることから金属アレルギーのある方にも安全に用いることができます。

　短所 強度は比較的高いですが、破折しやすいです。また、陶磁器の一種であることから接着が困難であるため、修理が難しくなります。

❸ ジルコニア

　ジルコニアは模造ダイヤとしても有名な硬度の高い非金属（セラミックの1つ）になります。

　長所 白色でありながら高強度であるため、上部構造の破折や摩耗が生じにくいです。また、非金属であるため金属アレルギーがある方でも安全に用いることができます。

　短所 セラミックと比較すると、審美性とくに透明度がやや劣ります。破折した場合、接着が困難であることから、修理が難しくなります。

good document —望ましい書類例—

3枚目

❹ ジルコニアオールセラミックス

硬度が高く破折しづらいジルコニアを歯の内面に、審美性のよいセラミックを歯の外側にしたものがジルコニアオールセラミックスです。

長所 審美性がオールセラミックスと同等に非常に高いです。

短所 歯の内面のジルコニア自体は金属と同様に破折しづらいですが、表面のセラミックの破折が生じる場合があります。また、技工操作も含め費用が高額になります。

❺ 金属床およびレジン床

義歯の支えのためにインプラントを埋め込んだ場合の治療法です。

● **金属床**

長所 義歯の内面もしくは外縁を金属で製作するため、破折しづらいです。また、金属のため薄く製作することが可能になり、違和感の小さい義歯を製作することができます。

短所 金属を使用するため、費用が高額になります。

● **レジン床**

長所 プラスチックで製作するため、金属床より費用が安価ですみます。

短所 義歯が破折する可能性があります。

3. **あなたに装着する上部構造は、次のとおりとします。**

❶ 装着方法

☐ スクリュー固定式（ネジ止め式）

☐ セメント固定式（仮着式・合着式）

☐ オーバーデンチャー（取り外し式）

❷ 用いられる医療材料の材質等

☐ チタン合金

☐ オールセラミックス

☐ ジルコニア

☐ ジルコニアオールセラミックス

☐ 可撤性義歯（金属床）

☐ 可撤性義歯（レジン床）

❸ 上部構造として製作する人工歯の歯数について

あなたについて製作する人工歯の歯数、補綴装置の概要は次のとおりです。

（人工歯の歯数）＿＿＿＿＿＿＿＿＿＿ 歯 ＿＿＿＿＿＿＿＿＿＿

lawyer's eye

埋入したインプラント体の本数と上部構造として製作される人工歯の本数は、必ずしも一致しません。そして、人工歯の本数は、患者さんが負担する医療費の額に大きく影響します。そこで、この点を明確に説明しておく必要があります。

> 4枚目

❹ 医療費について

　上部構造の製作および装着にあたってご負担いただく医療費は、次のとおりです。金額は、あくまでも現時点における概算です。これらの医療費は、原則として患者さんの全額自己負担となります。
　ご不明の点やご質問があれば、遠慮なくお問い合わせください。

□ チタン合金	＿＿＿＿円×	＿＿＿＿歯数＝	＿＿＿＿円	
□ オールセラミックス	＿＿＿＿円×	＿＿＿＿歯数＝	＿＿＿＿円	
□ ジルコニア	＿＿＿＿円×	＿＿＿＿歯数＝	＿＿＿＿円	
□ ジルコニアオールセラミックス	＿＿＿＿円×	＿＿＿＿歯数＝	＿＿＿＿円	
□ 義歯（金属床）	＿＿＿＿円			
□ 義歯（レジン床）	＿＿＿＿円			

※ただし、適合を確認するためのエックス線検査の費用や上部構造装着後の破折・破損等の修理費用は別途かかります。

　以上の内容について、撮影された画像や検査の結果を示しながら、この書面を用いて説明しました。

〈説明した日〉　　年　　月　　日
〈説　明　者〉

同意書

＿＿＿＿＿＿＿＿＿＿歯科医院　院長殿

上記について、十分な説明を受けて、その内容を理解しました。
そのうえで、説明を受けた内容の上部構造を製作し、これを装着することに同意します。

〈同意した日〉　　年　　月　　日
〈患　者　名〉
〈同意した者〉

説明をした際に、患者さんから質問等を受けたときは、質問とそれに対する回答の内容を、それぞれカルテに記載しておくのが適切でしょう。

患者さんから同意を受けた際にも、患者さんが発した「言葉」をカルテに記載しておくのが適切でしょう。法律的には等しく「同意」であっても、どのような「言葉」を発したかによって、患者さんの「積極性」に違いがあります。

書類作成のPOINT

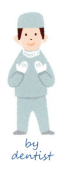
by dentist

マテリアルやポンティックによって料金設定が異なる場合があることや、埋入位置や埋入の成否によって術前にした説明から補綴歯数が変更になる場合があること、さらに対合歯とのクリアランスの不足により患者さんが要望する上部構造が製作できない場合もあることから、

❶固定の方法
❷使用される医療材料（マテリアル）
❸補綴装置・補綴歯数

について明瞭な書類の作成が必要です。特に固定の方法は患者さんの了解を得ず製作する歯科医師も多いですが、アクセスホールによる審美障害やセメントによるリカバリーの困難さなど、メインテナンス時に関わる要素を有しているため、ないがしろにしてはなりません。

同じ埋入本数でも補綴装置と補綴歯数が異なる例

同じ4本の埋入でも補綴装置や補綴歯数が異なることから、医療費も大きく異なってくる。誤解を受けないよう写真等を用いた十分な説明が望ましい。

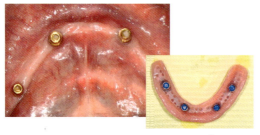

ロケーターアタッチメントを用いたインプラント・オーバーデンチャー。

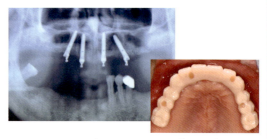

All-on-4によるボーンアンカードブリッジ（スクリュー固定式上部構造）。

書類作成のPOINT

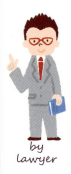
by lawyer

POINT ❶ 上部構造の製作にあたって決定しなければならない事項は、主として、❶固定の方法、❷使用される医療材料（マテリアル）、❸補綴装置・補綴歯数です。これらにはさまざまなものがありますが、そのうちのどれを選択するかによって、患者さんに生じる利害得失の具体的な内容、端的に言えば、それぞれの長所と短所が異なります。

POINT ❷ 長所と短所は、機能＝使い勝手、審美＝見た目、経済＝医療費の面で生じます。基本的には、選択可能な❶固定の方法、❷使用される医療材料、❸補綴装置・補綴歯数のそれぞれについて、あるものは他のものよりも機能の面で優れ、あるものは審美の面で優れ、あるものは経済の面で優れている、ということになります。

説明書には、これらの点を患者さんにわかりやすく記載する必要があります。

POINT ❸ 上記の長所や短所は、一般論にすぎません。個々の患者さんの身体状況、病状によっては、いくつかのものが、医学的にみて「不向き」である、というケースもありえます。

説明書は、あくまでも個々の患者さんに対するものです。それゆえ、個々の患者さんにおいて「不向き」であるとの事情は、長所や短所に優先して考慮されなければなりません。

説明書は、このような事情があるケースにも対応できる内容とするのが、より適切でしょう。

患者説明の POINT

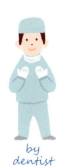
by dentist

患者さんは埋入本数と補綴歯数が異なるブリッジ形態の補綴装置やオーバーデンチャーのアタッチメント（磁性、ロケーター、バー）に対する理解が乏しく、かつ理解が難しいことから模型や見本等を提示して説明するなど、説明方法を工夫する必要があります。

インプラント治療前に補綴治療を含め説明している歯科医院も多いと思いますが、インプラント治療は治療経過が長いため、患者さんの記憶があいまいとなりやすいことや、外科手術の結果次第で補綴料金や補綴材料の変更を余儀なくされること、アタッチメントやアバットメント、ジルコニア、スクリュー固定等理解しづらい専門用語が多いことからも、印象採得を行う時期での図等を用いたわかりやすい説明書作成と説明が必須です。

患者説明の POINT

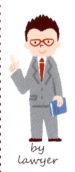
by lawyer

POINT ❶ どのような上部構造を製作するかの決定にあたっては、歯科医師の高度で専門的な判断が要求されます。同時に、この点は、機能＝使い勝手、審美＝見た目、経済＝医療費という点で、患者さんの重大な関心事でもあります。

それゆえ、その決定に至る過程は、製作する歯科医師の判断と装着される患者さんの意向、言い換えれば、医学的知見に基づく判断と患者さんが抱く「期待」とが、いわば正面からぶつかり合います。したがって患者さんに対する説明は、患者さんの意向、患者さんが抱く「期待」を踏まえたうえで、医学的知見に基づき、患者さんの理解が得られるようにていねいに、行うことが求められます。

POINT ❷ 製作しようとする上部構造が高額の医療費の支払いをともなうものである場合には、特に注意を要します。高額の医療費を支払う以上、それだけ患者さんが抱く「期待」も大きくなるでしょう。また、患者さん自身も、歯科医師に対して自らの意向を強く反映させるよう要求するでしょう。さらに、万一合併症・偶発症が生じたり、製作された上部構造に不具合があれば、「押し付けられた。それは、高額の医療費を支払わせるためだった」という「クレーム」につながりかねません。より慎重な対応が望まれます。

POINT ❸ また、個々の患者さんについて選択可能な❶固定の方法、❷使用される医療材料（マテリアル）、❸補綴装置・補綴歯数のうちのいくつかが医学的にみて「不向き」なケースでは、歯科医師がその「不向き」なものを選択することは、厳に避けなければなりません。これは、患者さんがそれを強く希望していた場合も、同様です。

歯科医師は、歯科診療の「専門家」です。つねに医学的知見に基づく判断が要求されます。「素人」である患者さんの意思に引きずられて専門的な判断がゆがめられることは、あってはなりません。

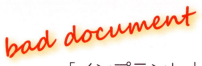

「インプラント上部構造の製作および装着に関する説明書」の不適切な書類例

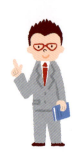

インプラント上部構造の設計について

ランク	松	竹	梅
構造	ツーピース構造		ワンピース構造
こんな方におすすめ！	品質を重視する方		価格を重視する方
上部構造費用	〇万～〇万円		
上部構造の材質	チタン、セラミック、ジルコニア、ジルコニアオールセラミックスなど対応できます		
最適部位	すべて	すべて	骨が十分にある部位
生産国	日本製	日本製	日本製
保証期間	10年	5年	3年
適応	あらゆるケースに対応	さまざまなケースに対応	骨が十分にあるケースや奥歯に対応
メーカー	A社	B社	A社

> 単に料金について説明しているだけにとどまります。
> 医療行為を受けるかどうかに関する選択をさせるものとしては、きわめて不十分な内容です。

> 長所と短所が記載されていないと、患者さんは、自ら判断することができません。

書類❻

インプラント治療を受けられた患者さんへ

5段階でみる
この書類の重要度 ★★★☆☆

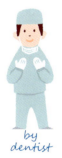
by dentist

現状の問題点
　とかく歯科医師も患者さんも、上部構造が装着されるところまでがインプラント治療だと思っていることが少なくありません。しかし天然歯で言えば歯を萌出させたにすぎない状態であり、その歯が悪くなる（う蝕や歯周病、歯根破折など）のは、歯が萌出した後であることは、インプラントも同様であると言えます。特にインプラント治療に対して保証等のサービスを行っている歯科医院の場合、後述する保証期間（いつまで）や保証内容（どこまで）、保証対象（だれ）を含めた説明になることから、歯科医師が作成および説明する説明書について、メインテナンスを中心に行う歯科衛生士がその内容を熟知していることは、言うまでもありません。

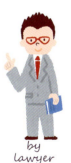
by lawyer

この書類の必要性と重要度
　「インプラント治療」は「一生モノ」です。
　インプラント治療それ自体は、インプラント体を埋入してそれに上部構造を装着すれば、一応終了します。ただ、これによって、患者さんの口腔内（骨を含みます）の事情は、治療する前とは大きく変わってしまっています。それゆえ、その後は、特別な措置を講じる必要もあります。この意味で、「インプラント治療」は生涯続いていきます。
　また、インプラント周囲の骨組織や軟組織の状態は、なお不安定な状態にあります。それゆえ、インプラント治療が終了したといっても、さまざまなトラブルが発生しやすい状況にあります。そして、トラブルが発生した場合、それがインプラント治療によって生じたものであるか、その後に生じたものであるかが、判別できないことも少なくありません。
　なお、多くの歯科医院が行っている「保証制度」は、本来はこのような事態を考慮したものです。「保証制度」の法律的な意味とその問題点に関しては、90ページを参照してください。
　それゆえ、患者さんに対しては、インプラント治療それ自体が終了しても、一定期間は経過を観察する必要があるとともに、インプラント治療の効果を維持するために必要となる事項をあらかじめ指示しておく必要があります。

good document —望ましい書類例—

1枚目

インプラント治療を受けられた患者さんへ

患者氏名　　　　　　　　様

　インプラント治療は、治療後も適切なメインテナンスを継続することによって、その効果を長期的に維持することができます。それゆえ、今後も引き続き、定期的に来院して、適切なメインテナンスを受けていただく必要があります。
　以下、適切なメインテナンスの内容を説明します。

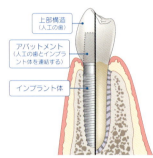

1 メインテナンスの必要性とその重要性
❶「インプラント」は上部構造が装着されたその日から、食事等による外力（咬合力）やプラーク等の細菌感染の危険にさらされます。口腔内には300種類以上の細菌が存在し、その数は1,000億個を超えると言われています。また日本人が1日に摂取する食品は、平均22食品であり、摂取する食品は多種にわたります。
❷ インプラント治療によって噛む力（咬合力）が増加し、さまざまな食品が食べられるようになる反面、日々細菌感染や外力（咬合力）にさらされる過酷な環境にあるため、「インプラント」が長期間にわたって期待された機能を十分に果たすためには、「過酷な環境」にある「インプラント」を「大事にして」いただく必要があります。

2 特に注意するべき事項
　「インプラント」を「大事にして」いただくうえで、特に注意しなければならないのは、❶細菌感染と❷外力（咬合力）です。

1. 細菌の感染
　骨と結合しているとはいえ、上部構造の周囲は歯肉によって覆われています。このインプラントと歯肉の付着は弱く、その隙間から細菌が、侵入し、感染を引き起します。また、感染が大きくなるとインプラント体を支えている骨に悪影響を及ぼします。たとえば、インプラント体の周囲の骨が溶けてしまい、インプラント周囲炎が生じます。
　したがって日常の口腔ケア（歯みがき）を十分に行ってください。
　たばこ（電子たばこを含みます）を吸うと、ニコチンの影響により周囲の歯肉や骨代謝が悪くなります。特にたばこを吸う方は、より一層注意する必要があります。

2. 過度な外力（咬合力）
　「インプラント」に過度な外力（咬合力）が加わると、セラミックやアバットメント、インプラント体自体が壊れることがあります。さらにそれを支持している骨組織を破壊することもあります。
　したがって、固いものを強く噛むこともしないでください。

---

lawyer's eye　「インプラント」は1つの「装置」です。適切なメインテナンスを行うことで初めて、所期の効果が持続します。このことを患者さんにきちんと伝える必要があります。

lawyer's eye　喫煙者は、それだけで細菌感染のおそれが高まります。そのことも、「先回り」して説明をしておくのが適切でしょう。

lawyer's eye　噛むこと自体が「インプラント」に悪影響を及ぼすことは、あまり知られていません。そのため、トラブルが発生した後で、患者さんから、聞いていなかった、と言われるおそれがあります。「先回り」して説明をしておくのが適切でしょう。

2枚目

3 メインテナンスの内容について

1. あなたに設置されている上部構造の装着方法と用いられている医療材料の材質等は、次のとおりです。

❶ 装着方法
　　☐ スクリュー固定式（ネジ止め）
　　☐ セメント固定式（仮着）
　　☐ オーバーデンチャー（アタッチメント）
❷ 用いられている医療材料の材質
　　☐ チタン合金（メタル）
　　☐ オールセラミック
　　☐ ジルコニア
　そのため、上部構造には次のようなトラブルが生じるおそれがあります。
　　☐ 陶材、プラスチック（白い材料）が破損する
　　☐ ネジが緩む
　　☐ 被せ物が外れる
　　☐ 隣の歯との隙間が開く
　なお、これらのトラブルは、インプラント治療に問題がなくても、時間の経過等にともなって生じます。

2. また、あなたのあごの骨の中には、インプラント体が埋め込まれています。

　インプラント体それ自体は人体に悪影響を及ぼすものではありませんが、天然歯と同様にその周囲にプラーク（細菌のかたまり）がつきます。そして、その状態が続くと、インプラント体の周囲の骨が溶けてしまいます。その結果、歯周病のような症状（インプラント周囲炎）が発症します。
　具体的には、次のようなものです。
　　☐ 歯肉が腫れる
　　☐ 出血する
　症状が進むと、骨がインプラント体を支えることができなくなります。インプラント体が抜けてしまうことがあります。
　インプラント周囲炎が生じる原因はさまざまです。歯みがき等の清掃が十分にできていないためにプラークがたまってしまうことの他に、次の事情があるとインプラント周囲炎が生じやすく、また、その進行も早まります。
　　☐ 歯周病の歯が周りにある
　　☐ たばこを吸う
　　☐ 糖尿病や骨粗しょう症等の病気がある
　該当するところがある場合には特にご注意ください。

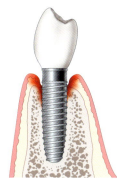

インプラント周囲炎

lawyer's eye

患者さんに対する説明には、後日「トラブル」が生じないよう、「クレーム（不当要求）」となる可能性のある「芽」を先回りして摘んでおく、という機能もあります。

3. これらのトラブルの発生を効果的に予防するためには、定期的に来院していただき、チェックを受けることが必要です。

　来院していただく頻度は、通常であれば、3か月に1回程度です。ただ、患者さんの口腔内の状態や口腔清掃状態、喫煙の有無や全身状態によって変わります。必ず来院してメインテナンスをしてください。

　あわせて、これらのトラブルが生じたときや気になることがあれば、速やかに当院までご連絡ください。

4. メインテナンスには、次の医療費がかかります。
1回につき、料金　　　　　円＋消費税
この料金には、口腔内検査、クリーニング、レントゲン写真の撮影料金が含まれます。

以上の内容について、資料とともに、この書面を用いて説明しました。

〈説明した日〉　　年　　月　　日
〈説　明　者〉

同意書

　　　　　　　歯科医院　院長殿

上記の診療内容について、担当歯科医師から十分な説明を受け、了承しました。
指定された時期には必ず来院します。

〈同意した日〉　　年　　月　　日
〈患　者　名〉
〈同意した者〉

定期的な来院は、適切なメインテナンスの「第一歩」です。患者さんには、具体的な期間を示したうえで、来院するよう指示をしておくのが適切でしょう。

メインテナンスであるから医療費はかからない、と「誤解」している患者さんもいます。費用に関しても、事前に説明をしておく必要があります。

column

インプラント治療後に生じる合併症（5年）

宗像源博（歯科医師）

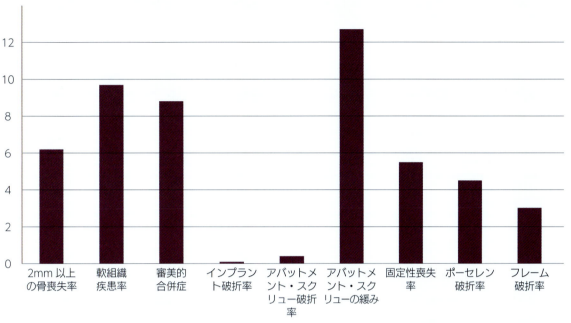

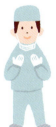

インプラントの上部構造装着後5年間にまったくトラブルがない患者さんは全体の6割程度にすぎません。

〈参考文献〉
Jung RE, Pjetursson BE, Glauser R, Zembic A, Zwahlen M, Lang NP. A systematic review of the 5-year survival and complication rates of implant-supported single crowns. Clin Oral Implants Res 2008;19(2):119-130.

column

インプラント治療の安心感とは？

宗像源博（歯科医師）

　ホームページやチラシなどのさまざまな媒体でインプラント治療に関する広告を目にします。中には、内容的に不適切と思われるものも少なくありません。たとえば「成功率100%」や「埋入本数10,000本」「りんご丸かじりやステーキかぶりつきのような機能改善！」「○○で有名な△△先生に師事」「著名な先生と肩を組んで撮った写真の院内掲示」などです。このような広告は、「過大広告」であるか、さもなければ患者さんに誤解を生じさせるおそれがあるという意味で「誤解広告」と呼ぶべきものでしょう。たしかに患者さんを安心させるうえでは、手術件数や成功率を提示することや本人の実力を行使することは重要なことかもしれません。しかし医療においては、どれだけスキルを上げても、たくさんの症例数を経験しても、成功率を100%にすることはできません。むしろインプラントが定着しなくても、理解しあえる患者さんとの信頼関係ができていれば、トラブルに発展することはないと考えます。したがって、うまくいかなくとも許される信頼関係の構築が、スキルやホームページを向上させるより安心なインプラント治療の提供につながるのではないかと筆者は考えます。

書類作成のPOINT

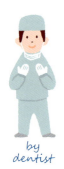
by dentist

ここで記載する内容は、メインテナンスの必要性と起こりうる合併症です。

起こりうる合併症としては、
❶スクリューの緩みや仮着材の溶出による上部構造の脱離（固定方法の違いによるトラブル）
❷ポーセレン、セラミック等の破折
❸コンタクトの開大
❹インプラント周囲疾患

です。そのためメインテナンスの必要性として、定期的な清掃状態や咬合状態を確認し、上記事項が起こらないようにすることをきちんと記載する必要があります。

また、保証制度を採用している歯科医院では、保証期間や保証事項、除外対象や有償か無償かなどに関しても明確に記載しなければなりません（90ページ参照）。

書類作成のPOINT

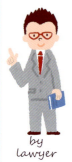
by lawyer

POINT ❶ 「インプラント治療」が無事に終了した後でも、患者さんにトラブルが生じることがあります。

歯科医師にとって重要なのは、トラブルがどのような原因（機序）で生じたのか、という点です。具体的には、患者さんに生じたトラブルが、❶インプラント体や上部構造それ自体の不具合が原因となって生じたものであるか、それとも、❷（これらの不具合ではなく）周囲の神経や組織の異常が原因となって生じたものであるか、という点です。

POINT ❷ ❶は、多くの場合、用いられたインプラント体や上部構造の材質や構造に由来します。それゆえ、歯科医師が責任を負うかどうかは、これらを製造・販売した業者（メーカー）がその取扱説明書に記載していた内容を歯科医師が遵守していたかどうか、によって決まります。

そこで、患者さんに対する説明書には、業者が作成した取扱説明書に記載されている内容を前提に、患者さんにとって重要と思われる事項を記載しておく必要があります。

POINT ❸ これに対し、❷には、❷-1. インプラント体の埋入または上部構造の装着の際に生じたものと、❷-2. その後に生じたもの、と

がありえます。

そして❷-1に関しては、患者さんに生じたトラブルが避けられない合併症・偶発症であれば、歯科医師は責任を負いません。

❷-2に関しては、患者さんに対してあらかじめ適切な指示を行っていれば、歯科医師は責任を負いません。あらかじめ指示しておく必要のある事項には、たとえば定期的に来院して診察を受ける必要があること、インプラント体や上部構造がき損しないようにするために遵守しなければならない事柄、口腔内の環境を整えるために日常的に行わなければならない事柄などがあります。

そこで、患者さんに対する説明書には、避けられない合併症・偶発症の具体的な内容とともに、患者さんにあらかじめ指示しておかなければならない事項を記載しておく必要があります。

POINT ❹ 加えて、万一トラブルが生じても、早期に適切な対応を行えば、症状の重篤化等を防止することが可能です。

そこで、患者さんに対する説明書には、一定期間は定期的に来院すべきことに加えてトラブルが生じた場合に出現する症状の内容を具体的に挙げたうえ、症状が出現したときは直ちに来院すべき旨を記載しておくのがよいでしょう。

患者説明のPOINT

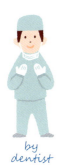
by dentist

　残念なことに、他院でインプラントを埋入して大学病院を受診した患者さんのうち、メインテナンスの必要性を知らない患者さんは非常に多いです。また、保証に対する不満や保証期間中に生じたトラブルに対する不信感から大学病院を受診するケースも少なくありません。このようなことから、上部構造の装着後に生じる可能性のあるトラブルについて、歯科衛生士も歯科医師も納得しやすくわかりやすい説明を行うことが、メインテナンス時の患者トラブルを減らす最良の策だと思います。

上部構造装着後に生じるさまざまなインプラントトラブル

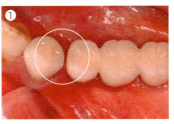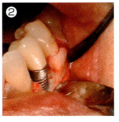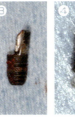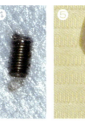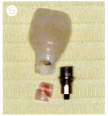

❶コンタクトの経年的な開大。❷インプラント周囲炎。❸インプラント体の破折。❹アバットメント・スクリューの破折。❺ジルコニア・アバットメントの破折。

患者説明のPOINT

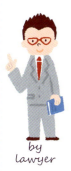
by lawyer

POINT ❶　「インプラント治療」は、歯科医師による「単独作業」ではありません。歯科医師と患者さんとの「協働作業」です。

　歯科医師は、インプラント体を埋入してそれに上部構造を装着し、その後、患部とその周囲の経過を観察します。他方、患者さんは、定期的に来院して診察を受けるとともに、インプラント体や上部構造がき損しないように所定の事項を遵守し、口腔内の環境を整えるために必要な措置を日常的に行います。

　患者さんの積極的な関与がなければ「インプラント治療」が所期の効果を生じないことを、十分に理解させる必要があります。

POINT ❷　「インプラント治療」が終わった時点では、埋入されたインプラント体は、骨と完全には「一体化」していません。また、装着された上部構造は、周囲組織と付着が生じていません。そして、これらが原因となって、さまざまなトラブルが発生することがあります。すなわち、歯科医師による医療行為が終了しただけで、「インプラント治療」はまだ終了していないのです。

　ただ、この点は、患者さんには必ずしも正しく理解されていません。このことが、その後にトラブルが生じる原因（の1つ）ともなっています。すなわち、「インプラント治療」が終了したと考えているために、患者さんは、定期的に来院して診察を受けることを怠ります。無用な外力を加えるなどして、インプラント体や上部構造がき損します。十分な歯磨き等を怠り、口腔内の環境を悪化させます。また、トラブルが生じた場合に患者さんから「クレーム」を受ける要因ともなっています。

POINT ❸　患者さんに対しては、「インプラント治療」がまだ終了していないことを正しく理解させるとともに、依然としてトラブルが発生するおそれがあることを十分に理解させる必要があります。

bad document

「インプラント治療を受けられた患者さんへ」の不適切な書類例

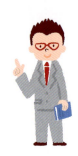

インプラント治療を受けられた患者　　　　　さんへ

本日、下の図のように、＿＿＿＿＿にインプラント上部構造を装着しました。

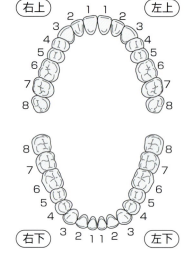

> 適切なメインテナンスを実施するには、患者さんに自覚を促す必要があります。そのためには、なぜメインテナンスをする必要があるのかを記載する必要があります。

・＿＿＿か月に1回程度は来院してください。
・歯ブラシをしっかりして口腔衛生を保ってください。
・食生活には、十分に気をつけてお使いください。
・口腔衛生をよくして、長持ちするようにしましょう。
・インプラントに異常がございましたら、ご連絡ください。
・来院する前には、お電話でご予約お願いします。

> 指示している内容が具体的ではありません。そのため、患者さんとしては、どのようなことをすればよいかを十分に理解することができません。

上記について、説明しました。

〈説明した日〉　　年　　月　　日
〈説　明　者〉

PART3
インプラント治療の保証制度と
転医患者さんへの対応に関して

1 法律の専門家からみるインプラント治療の「保証」

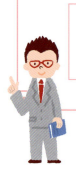

宗像 雄（弁護士）

現在多くの医療機関で導入しているインプラント治療の「保証」について、法律家からみた問題点を挙げます。

1 「保証」自体に問題がある？

インプラント治療をする際、ほとんどの医療機関では、患者さんに対して「保証」が行われています。ただ、法律の専門家からみると、この「保証」には問題が多いと言わなければなりません。

「保証」という言葉は、日常的には、「万一のときは責任を取ると請け負う」という意味で使われています。患者さんは法律の専門家でありません。それゆえ、歯科医師から「保証」するとの説明を聞けば、まさに歯科医師が「万一のときは責任を取ると請け負」ってくれた、と考えるでしょう。

ただ、本当にそれで構わないのでしょうか。たとえば、「万一のとき」とはどのようなケースを指すのでしょうか。また、「責任を取る」とはどのような内容でしょうか。

2 法律的な意味での「保証」とは

そもそも、商品を販売した際に用いられる「保証」は、法律的には次のような意味です。

法律的には、売主が責任を負うのは、商品を買主に引き渡した時点までです。その後に商品が故障したり、壊れたりしても、売主は責任を負いません。ただ、商品を引き渡した時点で、商品に目に見えない不具合（法律的には「瑕疵」と言います。）が存在して、そのことが原因で後になって商品が故障したり壊れたりすることがあります。商品が故障したり、壊れた時点では、その原因が引き渡した時点より前に存在した不具合にあるのか、それとも、その後に新たに生じた不具合にあるのかを、はっきり区別することができません。そこで売主は、商品を引き渡したときから一定の期間を定めて、その期間内に故障したり、壊れたときは引き渡した時点より前に存在した不具合によるものであると「みなす」ことにして、売主の責任でその修理や交換をする旨を約束しています。これが「保証」です。

ただ、一般的に「インプラント治療」の際に用いられる「保証」は、「引き渡した時点より前に存在した不具合」に対する責任という意味を超えています。むしろ、より積極的に、引き渡した後に新たに生じた不具合に関しても責任をもつとの意味を有しています。よって、法律的な意味の「保証」ではないことは明らかです。

3 従来のインプラント治療の「保証」は、「保証」ではなく「保険」？

私がこれまでに相談を受けた限りでは、歯科医師は、「インプラント治療」の際に埋入したインプラント体や装着した上部構造が壊れたり、外れたりしたときは、無償で修理や追加の処置をします、という意味で、「保証」という言葉を使っているようです。もちろん、患者さんが通常想定される使

い方をしていた場合に限る、という条件もついています。

　見方を変えれば、歯科医師は、埋入したインプラント体や装着した上部構造が壊れたり、外れたりする、ということを当然の前提としています。これは、「インプラント治療」が終了したといっても、その直後は、埋入したインプラント体も装着した上部構造も不安定な状態にある、それを原因として、患者さんが通常想定される使い方をしていてもトラブルが発生することがある、という医学的知見を踏まえたものです。このような考え方はきわめて合理的です。そして、この前提に立って、「トラブルが発生したときは、修理や追加の処置をします、その際には医療費を支払う必要はありません」との内容を、事前に「約束」しています。

　それゆえ、歯科医師が「保証」の対象として考えている「万一のとき」とは、合併症・偶発症と同じものです。いわば「偶然の事故」です。また、「保証」によって歯科医師が取る「責任」の内容は、医療費相当額の支払いを免除することです。言い換えれば、かかる医療費については医療機関が負担する、ということです。「責任を取る」といっても、あらゆる内容の責任を負うということでもありません。

　ところで、「偶然の事故によって被る損害を填補（穴埋め）する」仕組みは、日常的には、「（損害）保険」と呼ばれています。すなわち、歯科医師が考えている内容は、実は、「保証」ではなく「保険」に近いのです。それゆえ、そもそも「保証」という言葉を使うこと自体がミス・リードであり、仮に患者さんがその内容を誤解することがあっても「あたりまえ」と言えるでしょう。

4　「保証」をするなら、対象と給付を明確に

「保証」ないし「保険」において重要なことは、次の2点です。

> **Ⓐ 対象となる事実の内容**
> ……どのようなケースがその対象となるのかという点
> **Ⓑ 受けられる給付の内容**
> ……対象となった場合、どのようなことをしてもらえるか

　ただ、多くの医療機関で行われている「保証」は、上記のⒶとⒷの両方ともがあいまいです。せいぜい、「5年間」ないし「10年間」という期間を定めているだけです。それゆえ、「保証」の範囲はいわば「級数」的に拡大していきます。

　事実、「保証」をめぐって患者さんとの間でトラブルになった、あるいは、トラブルになるのを避けるために、文字どおり「延々と」無償で修理や追加の処置を続けた、という経験をした歯科医師は、決して少なくないのではないでしょうか。法律の専門家からみれば、このような事態を引き起こした原因は、むしろ「保証」をした医療機関の側にあります。

　もちろん、「保証」をしてはいけない、ということではありません。「保証」をする以上は、Ⓐ「保証」の対象となる事実の内容とⒷ「保証」によって受けられる給付の内容を、あらかじめ具体的に定めておく必要がある、ということです。

5 望ましい「保証」の対象となる「事実の内容」とは

🅐「保証」の対象となる事実の内容は、🅐 - ❶原因と🅐 - ❷事実によって限定するのが適切です。

🅐 - ❶原因に関しては、通常想定される使い方をしていたにもかかわらずトラブルが生じた場合に限るのが適切です。患者さんが故意に（わざと）トラブルを生じさせた場合や、ケンカや交通事故など、通常は想定されない強大な外力が加わったことで生じた場合は対象とはならない、との内容を明記するのもよいでしょう。

また、🅐 - ❷事実に関しては、「壊れる」「外れる」「ネジが緩む」「周囲の組織を圧迫する」等の客観的に確認することのできる事実に限るのが適切です。「痛み」や「違和感」のような患者さんの感覚のみによってその有無が判断される事実は除外してください。

6 望ましい「保証」によって受けられる「給付の内容」とは

🅑「保証」によって受けられる給付の内容は、無償で修理や追加の処置を行うことのみに限るのが適切です。「修理や追加の処置を受けるために他院を受診する際の医療費を負担することはしない」との内容を明記するのもよいでしょう。

加えて、「インプラント治療」にあたって歯科医師に不注意があったケースを除いて損害賠償責任を負わない、との内容を明記しておくのがよいでしょう。

本来、「インプラント治療」にあたって歯科医師に不注意があったと認められた場合を除いて、医療機関は、患者さんに対し、その被った損害を賠償する必要はありません。言い換えれば、「インプラント治療」にあたって歯科医師に不注意があったケースでは、「保証」の効果ではなく法律の規定によって、医療機関は損害賠償責任を負います。「保証」によって、法律で定められている範囲を超えて損害賠償責任を負う、とすることは、適切ではないでしょう。

7 保証期間の内容を具体的に記載する

「保証」を行っている医療機関の多くは、「5年間」や「10年間」といった期間を定めています。

ただ、期間を定めていても、それが🅐のみに関係するものであるのか🅑にも関係するものであるのかが明確ではない、というケースも少なくありません。このようなケースでは、「5年間」ないし「10年間」のうちにトラブルが発見されればその後は半永久的に無償で修理や追加の処置を受けることができる、と理解することもできます。

上記の「保証」をする趣旨に鑑みれば、「保証」にあたって期間を限定することは合理的です。しかし、たとえば単に「保証の対象となるのは、10年以内に発見されたものに限られます。」と記載するだけでは、いったん発見されてしまえば、それに関する修理や追加の処置については期間の定めがない、言い換えれば、半永久的に無償で修理や追加の処置を行わなければならないことになります。そこで、「保証の対象となるのは、10年以内に発見されたものに限られます。また、10年を超えて修理や追加の処置を行うときは有償となります。」と明記しておくのがよいでしょう。

column

インプラント治療の保証が歯科医師の首を絞める！

宗像源博（歯科医師）

●保証制度が「クレーマー」を生みだしている

現在インプラント治療の保証制度については多数の歯科医院や大学病院で採用され、ホームページ等で盛んに掲載されています。インプラント治療を行う歯科医師側からすれば、患者さんの安心を確保するうえであたかも責務（義務）のような必須事項のように行っている制度です。しかし、医療行為としてとらえた場合には、異常なまでの患者優遇制度といっても過言ではありません。また、逆にこの制度を運用したおかげで図らずも「クレーマー」を生みだしてしまっている要因になっているという面があることも事実です。

●インプラント周囲炎は歯科医師のせい？

メインテナンス中に生じる代表的な疾患に「インプラント周囲炎」が挙げられます。

現在のインプラント治療のトピックスは「インプラント周囲炎」であり、インプラント周囲炎の原因や治療方法に対するさまざまな研究や報告、講演等が国内外で行われていますが、その成因はプラークコントロールの不良によって生じることは、周知の事実です。これは患者さんのお手入れの不足によって生じることを意味しており、歯科医師の技術によるものではないと断言してもよいでしょう。にもかかわらず患者さんに対する安心感を得るために、長期的に保証しようとする慈善事業は医科には存在しないシステムであり、今後、インプラント周囲炎よりも歯科医師の頭を悩ます大きな疾患（原因）にならないかと危惧してなりません。

インプラント周囲炎

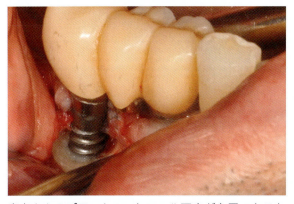

患者さんのプラークコントロール不良が主因であるため、歯科医師の責任ではない。

インプラント体の破材

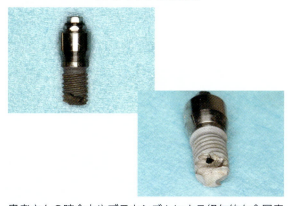

患者さんの咬合力やブラキシズムによる経年的な金属疲労が主因であるため、歯科医師に直接的な原因はない。

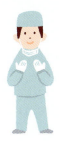

筆者の未来予測―インプラントメインテナンス トラブル　WORST 5!―

1位……インプラント保証炎
2位……ダイレクトスクリューによるインプラント周囲炎
3位……ジルコニアクラウンによる対合歯の破折
4位……特殊なドライバーを要する患者さんの転医トラブル
5位……ボーンアンカードブリッジの在宅医療問題

よく見かける「インプラント治療の保証に関して」の例 ❶

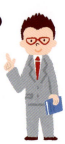

インプラントの永久保証システムについて

> 「永久保証システム」というと、一見、ものすごい仕組みのように感じられますが…。

氏名 _____ 様

　当院ではインプラント治療が終わってからも安心して生活ができるように、インプラント治療に対して「永久保証システム」を導入しております。

　このシステムは、治療後何年が経過していても、インプラントの不具合による再治療費が一切かからないものであり、生涯にわたって続く100％保証システムです。他の歯科医院にはない当院だけの特別安心システムです。

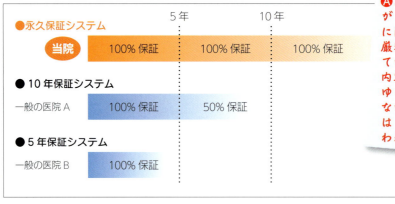

> Ⓐ 対象となる事実の内容が「インプラントの不具合」に限定されていますので、厳密には、法律で定められている責任の範囲を超える内容ではありません。それゆえ、「他の歯科医院にはない当院だけの」というのは「看板に偽りあり」と言われかねません。

　当院の最新の機器と永久保証システムにより、当院の患者様は安全・安心にインプラント治療が受けられます。

〈説明した日〉　　年　　月　　日
〈説　明　者〉

> 上記の内容を踏まえて読むと、いささか患者さんをミス・リードしているように感じられます。

よく見かける「インプラント治療の保証に関して」の例 ❷

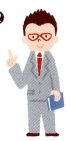

インプラントの保証について

患者氏名_____様　　装着日_____年____月____日

下記の部位にインプラント補綴装置を装着しました。

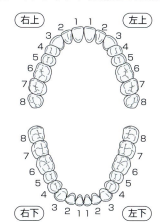

❹対象となる事実の内容を限定するために記載していると思われますが、あまり明確とは言えないでしょう。

☐ 食後は、インプラント部を含め、口腔内清掃を必ず行ってください。
☐ インプラント部に痛みや腫れを自覚した場合や、緩んだり脱離したりした場合には、速やかにご連絡ください。
☐ インプラント補綴装置の修理の無償期間は_____年間です。
　● 6か月に1回以上、担当医の定期検診を受けている場合に限ります。
　● 患者さん側の不注意、不慮の事故、故意によるものなど、明らかに本院の責任でない場合は除きます。
　● 費用での弁済は行いません。
　● 修理不可能な金属疲労による破損は再製作となりますので別途新規料金がかかります。

「修理」ないし「故障」の期間であるのか、「無償」の期間であるのかをはっきり記載するのがよいでしょう。

〈説明した日〉　　年　　月　　日
〈説　明　者〉

2 インプラント治療に関しては、患者さんの「転医」をめぐるトラブルが少なくありません

宗像 雄（弁護士）

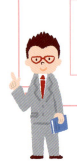

「転医」をめぐるトラブルを避けるためにも、「インフォームド・コンセント」が大切です。

1 「転医」とその原因

インプラント治療が完了するまでには、比較的長い期間を要します。そのため、いったん治療を開始したものの、途中で別の医療機関に「転医」をする患者さんも少なくありません。ちなみに、転医をする前に診療をした医療機関は「前医」、転医後に診療をした医療機関は「後医」と呼ばれます。

患者さんが転医をする理由には、さまざまなものがあります。

Ⓐ 転勤や転居といった「外的」な事情
Ⓑ 前医と患者さんとの間の信頼関係が壊れたといった「内的」な事情

Ⓑ信頼関係が壊れた原因にも、Ⓑ-❶前医が患者さんの言動を嫌ったケースと、Ⓑ-❷患者さんが診療の内容について不信感を抱いたケースとがあります。

2 法律的な問題点―後医の責任の範囲が不明確になる―

どのような理由であれ、法律的にみると、転医をしてきた患者さんに関しては、次の2点で後医の責任の範囲が不明確になります。

第1は、「因果関係」の有無の点です。転医後に、患者さんに合併症・偶発症や副作用その他の不利益が生じる場合があります。ただ、この場合にも、それが前医が行った医療行為によって生じたものであるケースがあります。このケースであれば、後医は責任を負いません。しかし、このケースであるかどうかは、必ずしも明らかとは言えません。

第2は、「医療ミス」の有無の点です。後医は、前医が行った治療の内容や結果を「引き継ぐ」ことになります。その分、治療にあたってとることのできる「選択肢」が限定されます。言い換えれば、後医は、最初からインプラント治療を行う場合と比べて、「不自由」な状況に置かれることになります。それゆえ、一般的には「医療ミス」と考えられる事態が生じた場合でも、後医としてはやむを得ない

と考えられるケースがあります。このケースであれば、後医は責任を負いません。しかし、このケースであるかどうかも、必ずしも明らかとは言えません。

3 患者さんが抱えている問題点

また、特に患者さんの意思で転医をしてきたケース、具体的には、患者さんが診療の内容について不信感を抱いたことで前医との間の信頼関係が壊れたケースには、患者さんが、前医の言動や態度ではなく、前医のインプラント治療に関する医学的知見の内容に対して不信感を抱いたケースが含まれます。そしてこのケースでは、前医と患者さんとの間でインプラント治療に関する医学的知見の内容について「見解の対立」が生じた、と考えられます。

「見解の対立」が生じる原因はさまざまです。もちろん、前医がインプラント治療に関する十分な医学的知見を有していなかった場合もあります。ただ、後医としては、患者さんが誤った「思い込み」や「誤解」をしているおそれがあることも忘れてはなりません。

4 「急がば回れ」

「転医をしてきた患者さんに対しては、できるだけ迅速に診療を開始（再開）するのが、新たに信頼関係を構築するうえでも適当である。」このように考えている歯科医師は、少なくないのではないでしょうか。

ただ、上記のとおり、転医をしてきた患者さんを診療する場合、最初からインプラント治療を行う場合にはない、特有の問題が生じます。このことを考慮すると、「できるだけ迅速に診療を開始する」というのは、果たして適切な対応と言えるでしょうか。後医は、むしろより慎重な対応をする必要があるように思います。

そこで、後医は、診療を本格的に開始する前に、適切な「インフォームド・コンセント」を実施することを推奨します。

column

患者さんの転医は少なくない

宗像源博（歯科医師）

　他院からインプラント治療中もしくは治療直後に、前医療機関との意思疎通や治療結果の不具合を訴えて紹介状ももたずに来院する患者さんや、メインテナンス期間中のチッピングやスクリューの緩み等のトラブルを抱えた患者さんの引っ越し、前医療機関でのインプラント治療医の不在によって転医している患者さんは年々増加傾向を示しています。

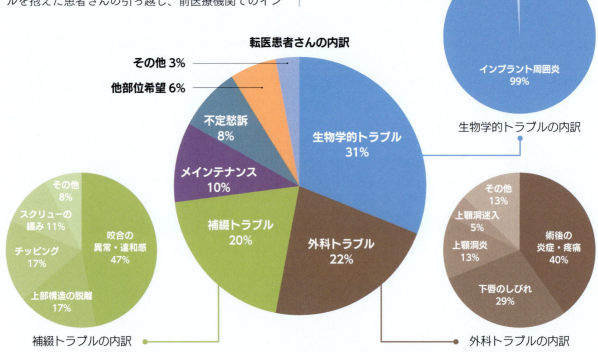

転医患者さんの内訳
- 生物学的トラブル 31%
- 外科トラブル 22%
- 補綴トラブル 20%
- メインテナンス 10%
- 不定愁訴 8%
- 他部位希望 6%
- その他 3%

生物学的トラブルの内訳
- インプラント周囲炎 99%
- その他 1%

補綴トラブルの内訳
- 咬合の異常・違和感 47%
- チッピング 17%
- 上部構造の脱離 17%
- スクリューの緩み 11%
- その他 8%

外科トラブルの内訳
- 術後の炎症・疼痛 40%
- 下唇のしびれ 29%
- 上顎洞炎 13%
- その他 13%
- 上顎洞迷入 5%

東京医科歯科大学患者統計（2010年）より

> 転医患者の内訳を見ればわかるように、術後の炎症や疼痛、咬合の違和感など外科トラブルにしても補綴トラブルにしても、大学病院のような専門機関の加療を必要とするケースはほとんどなく、6割以上の患者さんが前医の不信感にて来院している状況です。「便りがないのは元気な証拠」とは昔から言われている言葉ですが、歯科医療においては、「便りがないのは訴訟の準備」かもしれません。

転医患者のリカバリー症例

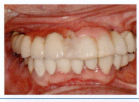
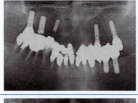
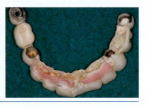

リカバリー前

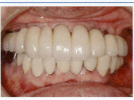
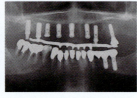

リカバリー後

上部構造の破損と審美障害を主訴に転医してきたケース。エックス線ではスリーピングしたインプラントとインプラント体の破折を認める。破折したインプラントを除去し、追加埋入を行った。

書類❼

他院でインプラント治療を受けられた患者さんへ

5段階でみる この書類の重要度 ★★★☆☆

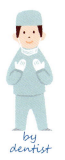
by dentist

現状の問題点
　98ページで述べたように前医での治療内容や不信感等の問題を抱えて来院するこのインプラント難民問題は、一見転院先の歯科医院での善意によるレスキュー的な対応で事なきを得ているように思われていますが、下手に（無責任に）手を出してしまったがゆえに、前医との大きなトラブルや訴訟を抱えてしまっていることが存在することも忘れてはなりません。

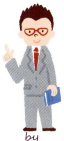
by lawyer

この書類の必要性と重要度
　インプラント治療の途中で別の医療機関から転医をしてきた患者さんの治療を開始するにあたっては、最初からインプラント治療を行う場合にはない問題点があります。
　第1に、当該患者さんが前医でどのような治療を受けてきたか、前医からインプラント治療に関してどのような説明を受けていたかは、必ずしも明らかではありません。
　第2に、当該患者さんがインプラント治療を受けるために必要な知識を有しているかどうかも、必ずしも明らかではありません。
　それゆえ、後医となる歯科医師は、患者さんに転医をしてきた経緯について尋ねることはもちろん、これに加えて、これらの内容を確認する作業をする必要があります。
　そして、この確認作業は、あくまでも患者さんに対する治療を始める前に行っておかなければなりません。「できるだけ早く治療してあげる」ことは、患者さんとの間の信頼関係を構築するうえで重要ですが、この確認作業が不十分であると、後日取り返しのつかない事態に陥る可能性があります。

good document —望ましい書類例—

1枚目

他院でインプラント治療を受けられた患者さんへ

患者氏名　　　　　　　　様

　当院においてインプラント治療を始めるに際し、あなたの現在の口腔内の状況や全身状態、これまでに行われた治療の内容、当院において行う予定の治療等の内容等と今後の見通し等について、以下のとおり説明します。
　以下の内容を読み、口頭による説明を受けたうえで、当院でインプラント治療を受けるかどうかについて、決定してください。

1 当院において行う予定の治療等の内容
　詳細は治療等を行う際に説明することとし、以下には概要のみを掲げます。
□ インプラント体の埋入手術
□ 上部構造の装着
□ インプラント体の撤去
□ その他（　　　　　　　　　　　　　　　　　　　　　　　）

2 転医前に受けた治療等の内容について
1. あなたは、転医前に次の治療等を受けています。
　　□ インプラント治療のための検査等
　　□ インプラント体の埋入手術
　　□ 上部構造の装着
　　□ その他（　　　　　　　　　　　　　　　　　　　　　　）

2. 現在の症状等の原因と考えられるものとして、以下が挙げられます。
　　□ インプラント体の埋入手術
　　□ 上部構造の破損
　　□ インプラント周囲炎
　　□ その他（　　　　　　　　　　　　　　　　　　　　　　）

　なお、上記の内容は、当院での問診の結果によるものです。詳細を把握するには、あらためて、転医前に受診していた医療機関に対して診療情報の提供を求め、提供された内容を精査する必要があります。

lawyer's eye

適切な医療を提供するためには、前医との連携が不可欠です。ただ、そのためには、患者さんの同意が必要になります。転医してきた経緯によっては、患者さんが前医との連携を拒否することもあります。このような説明を通じて、患者さんの意向を確認するのが適切でしょう。

lawyer's eye

前医が行った医療行為が原因となって、後日好ましくない結果が生じることがあります。そのことを、診療を始める前に患者さんに伝えておく必要があります。そうしないと、患者さんが後医が行った医療行為によるものと「誤解」するおそれがあります。

2枚目

❸ 今後の見通しについて
　当院において上記の治療等を行うにあたり、今後次のような問題が生じるおそれがあります。

_____

_____

❹ 治療費について
　当院で治療を行う場合、下記に示す料金がかかります。
　　　□ インプラント治療のための検査料　　　　　　円
　　　□ インプラント体の埋入手術　　　　　　　　　円
　　　□ 上部構造の料金　　　　　　　　　　　　　　円
　　　□ メインテナンス料金　　　　　　　　　　　　円
　　　□ インプラント体の撤去料金　　　　　　　　　円
　　　□ その他（　　　　　　　　）　　　　　　　　円

以上の内容について、画像や検査の結果を示しながら、この書面を用いて説明しました。

〈説明した日〉　　年　　月　　日
〈説　明　者〉

確認書

_____歯科医院　院長殿

上記について、十分な説明を受け、その内容を理解しました。

〈確認した日〉　　年　　月　　日
〈患　者　名〉
〈確認した者〉

 患者さんの身体状況、病状を把握するにあたっては、あくまでも客観的な事実ないし所見として伝える必要があります。

 説明をした際に、患者さんから質問等を受けたときは、質問とそれに対する回答の内容を、それぞれカルテに記載しておくのが適切でしょう。

 患者さんが年少者であるケースなどでは、患者さん本人ではなく、その親権者（保護者）が確認をすることがあります。それゆえ、「確認した者」という表記にしてあります。

書類作成のPOINT

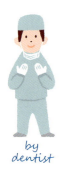
by dentist

　紹介状がない限り転医は、患者さんの任意（わがまま）です。したがって、自院で診療することに対しての患者さんの要望であることや自院での料金体制、インプラント体自体に対する責任の所在や診療方針等を明確に記載する必要があります。また、患者さんの治療内容が複雑であったり、治療計画自体が前医と大きく異なる場合には、患者さんからの一方向的な情報だけでなく、前医からの診療情報の提供をいただくことで患者さんのキャラクターやこれまでの経緯も踏まえた書類作成が可能になります。さらには、訴訟目的に前医の治療計画や埋入術式等を否定する書面を要求するケースもあるため、書類作成と後述する患者説明は、慎重に行わなければなりません。

書類作成のPOINT

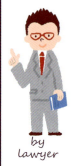
by lawyer

POINT ❶ 後医が確認をしたうえで、患者さんと共有しておかなければならない事項は、主に次の4点です。
❶後医を訪れた時点の患者さんの身体状況、病状
❷前医で提供を受けた医療の内容
❸これらに関する後医の判断の内容
❹後医において提供する予定の医療の内容

　それゆえ患者さんに対する説明に用いる書面には、これらを漏らさず記載する必要があります。
　なお一般に、診療録等の記録をする際に「SOAP」という方法が用いられています。上記はこの「SOAP」の考え方を応用したものです。❷＝Subject、❶＝Object、❸＝Assessment、❹＝Plan に対応しています。

POINT ❷ ❶後医を訪れた時点の患者さんの身体状況、病状は、後医にとって患者さんに対する診療の「スタート・ライン」となります。後医は、診療を開始する前に、これを正確に把握しておかなければなりません。
　また、患者さんの身体状況、病状を把握するにあたっては、エックス線写真の撮影その他の検査等を行うなどして、あくまでも客観的な事実ないし所見としてそれを確認しておく必要があります。

POINT ❸ ❷前医で提供を受けた医療の内容については、まずは、患者さんに口頭で質問をして確認をするのがよいでしょう。把握された❶患者さんの身体状況、病状を前提に、納得できるまで質問をして、患者さんに説明を求める必要があります。
　患者さんから説明を受けても納得できない事柄があるときは、前医に問い合わせて直接確認をする方法を検討する必要があります。ただ、この方法をとるには、患者さんの同意を得なければなりません。何らかの理由で患者さんの同意が得られないときは、それでも診療を開始するか否かを慎重に判断するのがよいでしょう。

POINT ❹ ❸これらに関する後医の判断の内容と❹提供する予定の医療の内容は、相互に密接に関連しています。
　これらについて記載する際に特に留意しなければならないことは、「因果関係」と「選択肢」です。前医が行った医療行為によって患者さんに合併症・偶発症や副作用その他の不利益が生じるおそれがあるときは、その旨を明記しておく必要があります。また、患者さんに治療するにあたってとりうる「選択肢」が限定されるときは、その旨も明記しておく必要があります。

患者説明の POINT

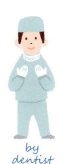
by dentist

特に前医とのトラブルで転医した場合には、再治療に介入することによって費用も含めた訴訟に発展することも少なくありません。また、トラブルが生じた原因に患者さんのキャラクターの問題があることも少なくないです。したがってこのような点も考慮し、治療開始前に過去のインプラント治療内容の確認を目的に、前医と連絡を取る（あるいは紹介状をもらう）ことを承諾してもらう必要があります。

また、転医した患者さんは転医した理由として「治療が上手ではなかった」「私の話をぜんぜん受け入れてくれなかった」「おかしな歯を入れられた」「インプラントをデタラメに入れられた」など前医の治療を否定する内容を訴えることが多いです。しかし、前医の治療計画や現在までの経緯を知らない以上、調子に乗って「不適切な埋入ですね」「咬み合わせがあっていない」「私の方が上手です」など前医の治療内容そのものを否定してはなりません。

患者説明の POINT

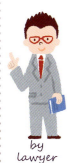
by lawyer

POINT ❶ 102ページ❶ないし❹の事項を明らかにするためには、検査等を行う必要もありますので、当然ある程度の時間が必要になります。

転医をしてきた患者さんの中には、できるだけ早く診療を開始（再開）してほしいとの希望を有している人もいます。ただ、いったん「スタート・ライン」が不明のままで「スタート」してしまうと、後ではもはや取り返しがつきません。

そこで、「医療機関としての方針（ポリシー）」として、ある程度時間がかかることを患者さんに説明して、納得してもらう必要があります。

POINT ❷ 患者さんに対して説明をする際には、患者さんに誤った「思い込み」や「誤解」がないかどうかを慎重に確認する必要があります。

これらがあると、それが原因となって、患者さんが後医の診療に対して不信感を抱くおそれがあります。また、患者さんが抱いてしまった不信感が、後日後医に対する「クレーム（不当要求）」という形で現れることもあります。

POINT ❸ 後医は、❶その時点の患者さんの身体状況、病状と❷前医で提供を受けた医療の内容を踏まえたうえで、❸これらに関する判断を行い、その内容を患者さんに説明します。

POINT ❹ 転医をしてきた患者さんの中には、それまでの過程で、インプラント治療に関して相当な知識を有している人がいます。さらには、患者さんが、後医における治療の内容に関して強い希望を有しているケースもあります。患者さんから、「どうしてもこの方法で治療してほしい」と頼まれるケースです。

ただ、歯科医師が「医療水準」に反する医療を提供することは、許されません。これは、患者さんから頼まれた場合でも同様です。

特に患者さんが希望している治療法の「適応」がない場合は、歯科医師は、その治療法を行ってはなりません。一般に、「適応」は、いわゆる「医学的適応」ないし「医学的準則」に関係する事柄です。「適応」の有無は、もっぱら「専門家」である歯科医師が、自らの医学的知見に基づいて判断しなければなりません。患者さんの意思によってその判断がゆがめられることは、あってはなりません。

column

転医先でトラブルになりやすいインプラント治療

宗像源博（歯科医師）

　大学病院に勤務する歯科医師の立場でお話しすると、引っ越しや閉院等によるメインテナンスや修理対応、前医とのトラブルにて転医（転院）を希望して来院する患者さんは少なくありません。しかし、インプラントはメーカーによってパーツやドライバー類が異なるため、転医後の対応は、他の歯科治療と比較しても格段に難しい治療となります。前医からの紹介状もしくは診療情報提供書があれば問題は少ないのですが、前医で治療内容にかかわる十分なインフォームド・コンセントが得られていない際には、特に下記のような症例の場合に、大学病院も含め転医先で問題が生じやすいです。

❶傾斜埋入
　解剖学的問題（下顎管や上顎洞）の場合も含め、傾斜埋入という術式に関する説明（利点・欠点等）の不備は、転医先で不適切な埋入として誤認されやすいです。また、傾斜埋入による隣在歯根の近接についても問題を生じやすいです。

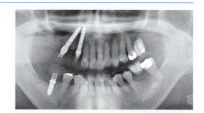

❷抜歯即時埋入・即時荷重等のエビデンスに乏しい術式
　近年、治療期間や免荷期間を短縮する目的で、抜歯即時埋入や即時荷重等の術式は広く臨床に適用され、ホームページ上でも大きな看板として掲げているクリニックも少なくありません。しかし、その必要性および選択基準、長期予後や合併症に関しては整理されていない側面があります。したがって術後感染やインプラント体の動揺等のトラブルが生じて転医した場合には、前医の説明不足や歯科医師としてのスキルの問題等が問われやすいです。

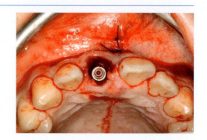

❸他メーカーのインプラント体の混在
　片側もしくは上下顎において、他メーカーのインプラント体が混在している症例では、適用するドライバー類が多くなることから、前医（施術医）にてインプラント体の選択基準について十分な説明がなされていなければ、大きな問題を生じやすいです。

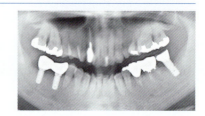

❹多すぎる埋入本数
　現在、無歯顎に対するボーンアンカードブリッジの埋入本数は、上顎8本、下顎6本がスタンダードとされています。しかし、追加で埋入を行った症例や歯科医師個人の考えのもと、たくさんのインプラント体が埋入されている症例を見ることも少なくありません。施術した歯科医師がメインテナンスを含め管理できる体制であればよいですが、引っ越しや不信感等で転医した場合には、口腔管理や修理等含めた問題が生じやすいです。

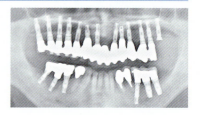

❺国内未承認のインプラント体の使用
　現在インプラントは世界では100種類以上、国内でも30種類以上あると言われています。ただでさえ多種にわたるインプラントが存在するにもかかわらず、ジルコニアインプラントに代表される国内未承認のインプラント体や、自家生産のインプラント体が埋入されている場合、転医先で適切な対応ができずトラブルを招く可能性があります。

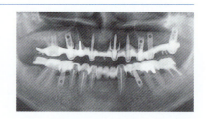

PART4
インプラント治療にかかわる
さまざまな問題への対応 Q&A

Question 1
合併症・偶発症と法律的な責任の有無

インプラント体を埋入した後に、下唇にしびれが出たことからインプラント体を除去したものの、下歯槽神経損傷によって生じた麻痺がその後も残るケースがあります。

そもそも、下歯槽神経の麻痺はインプラント治療にともなう合併症・偶発症の1つです。合併症・偶発症であれば法律的な責任を負わない、と考えてよいのでしょうか。

合併症・偶発症であれば責任を負わない、とは言えません。

法律的には、「合併症・偶発症」は2つに区分されます。避けられたものと避けられなかったものです。そして、前者であれば責任を負いますが、後者であれば責任を負いません。

すなわち、法律的な責任という観点からいえば、患者さんに生じた症状が「合併症・偶発症」であることではなく、それが避けられたものであるかどうか、という点が重要です。

ちなみに、「合併症」と「偶発症」は法律的な区別ではありません。歯科医療では、「やむをえない」というニュアンスが感じられるという理由から、「偶発症」という言葉の方がつかわれることが多いようです。しかし、法律的には、どちらも変わりません。

避けられたものであるかどうかは、どのようにして判断されるのでしょうか。

この点にも「医療水準」が関係します。「医療水準」として要求される検査等を行ってもなお、そのような症状が生じることを回避することができなかったときは、それは避けられなかった合併症・偶発症です。この場合は、歯科医師に「注意義務違反」はなく、責任が否定されます。

そして、抽象的に言えば、術前の患者さんの身体状況、病状を踏まえて、必要かつ相当と認められる検査等を行うことが、「医療水準」の内容です。

症状が出た後で、患者さんから、もっと検査等をすれば避けられたのではないか、と言われることがあります。この点はどう考えればよいのでしょうか。

あらゆる検査等を行えば、ほとんどの合併症・偶発症は「避けられた」と言えるかもしれません。ただ、検査等は、やればやるだけよい、というものではありません。「過剰医療」を避けることも、歯科医師の社会的責任です。

法律的には、「やらなければならない」ことと「やった方がよい」ことは、厳格に区別されます。「医療水準」として要求される検査等は「やらなければならない」ことですが、これを超えるものは「やった方がよい」ことです。「やらなければならない」検査等を行っていれば、法律的な責任は問われません。

そうすると、診療に従事する歯科医師としては、個々のケースでどこまでが「医療水準」の内容であるのか、「やらなければならない」のか、を判断しなければなりませんね。ただ、この点は、必ずしも明らかとは言えません。

たとえば、下顎のインプラント埋入手術にともなう合併症・偶発症に、神経損傷や神経障害があります。歯科医師は、これを避けるために、事前にエックス線検査を行って下顎管やオトガイ孔までの距離を測定します。その際、一般的には、Ⓐパノラマエックス線写真の撮影やⒷCT撮影が行われています。

それでは、術前の検査としては、どこまでが「医療水準」の内容なのでしょうか。

ⒶもⒷも、どちらも「医療水準」として確立している検査法です。問題は、「医療水準」の内容が「Ⓐ＋Ⓑである」かどうか、という点です。

この点に関しては、「Ⓐのみ」、すなわち、CT撮影を行わず、パノラマエックス線写真の撮影だけを行ったことについて、「注意義務違

反」を否定した裁判例があります。「医療水準」の内容は、「Ⓐのみ」または「Ⓑのみ」であって、「Ⓐ＋Ⓑ」ではない、という意味であると理解されます。この場合、ⒶとⒷのどちらの検査法を行うかは、診療に従事する歯科医師の裁量に委ねられます。言い換えれば、「Ⓐ＋Ⓑ」は「やった方がよい」にすぎません。

　ただ、この裁判例は、あくまでも平成14年当時の「医療水準」の内容に関するものです。その後の科学の発展にともなって「医療水準」の内容が変化する可能性があります。

インプラント体の埋入手術を行うにあたって、歯や歯肉、歯槽骨や血管・神経等の組織の位置関係を把握することは、きわめて重要です。そして、三次元的なデータが得られるCT撮影が有用であることは、疑いようがありません。

　歯科医師としては、「Ⓐ＋Ⓑ」を「やらなければならない」と考えて、診療に従事する必要があると感じます。さらに、近年ではコンピュータシミュレーション診断やサージカルガイド等の使用が増えていますから、今後は「医療水準」として要求される内容が高くなりそうですね。

　ところで、歯科医師が「医療水準」の内容を知りたいときには、どのような方法がありますか。

裁判実務の中で、「医療水準」の内容にきわめて近い、と考えられているものがあります。「添付文書」と「診療ガイドライン」（64ページ参照）です。「添付文書」には、医薬品に関する「能書（簡単な説明）」と医療器具や医療材料に関する「取扱説明書」があります。

　裁判では、これらの記載内容が審理の「出発点」となります。歯科医師は、これらの記載内容を踏まえて診療を行わなければならないうえ、歯科医師が行った診療の内容がこれらの記載内容に反するときは、これに従わなかったことについて合理的な理由があったことを証明しない限り、歯科医師に「注意義務違反」が認められてしまいます。この意味で、これらの記載内容は、「医療水準」の内容にきわめて近いものと言えるでしょう。

「添付文書」と「診療ガイドライン」に関しては、多くの歯科医師は、その記載内容を理解していますし、診療の際に「参考」にもしています。ただ、裁判実務では、単なる「参考資料」ではない、ということですね。

そうです。「添付文書」と「診療ガイドライン」の記載内容は、「助言（advise）」でも「原則（general rule）」でもなく、「規制（regulation）」です。このことは、誤解しないようにしてください。

ところで、以前は、治療をする前に、患者さんから「合併症・偶発症が生じても責任を問いません」と記載した書面に署名してもらっていました。あのような書面は、法律的には有効なのでしょうか。

無効です。患者さんに対して行った医療行為が「医療水準」に反するものであれば、法律的な責任を免れることはできません。

　上記の書面に関しては、患者さんは、あくまでも「医療水準」に反しないことを「（前提）条件」として署名した、と考えられます。それゆえ、その「条件」を満たさない以上、法律的には無効です。

　近ごろ書面に署名させる医療機関が減ったのは、このことが広く理解されたためでしょう。

Question 2
転医してきた患者さんに対する対応

インプラント体を埋入した後に転医する患者さんは、決して少なくありません。中には、前医との間で訴訟その他の紛争が生じているケースもあります。

「インフォームド・コンセント」（99ページ以下参照）の他に、このような患者さんに対応する際に注意すべきことはありますか。

同様のことは、法律事務所に関しても生じています。弁護士としても細心の注意を払う局面です。

もちろん、患者さんないし依頼者（クライアント）であることには変わりはありません。ただ、歯科医師であれば「インプラント治療」、弁護士であれば「紛争解決」という1個の「プロジェクト」が、すでに始まってしまっています。「プロジェクト」は複数の行為の「集合体」です。そして、これらの行為は相互に関連付けられています（下図）。したがって、「プロジェクト」では、これから行う行為は、必ずそれ以前に行われた行為の影響を受けます。

それゆえ、新たに「プロジェクト」に参加するにあたっては、「現状の確認」をていねいに行う必要があるでしょう。「インフォームド・コンセント」でも、このことを強調しました（102ページ参照）。

たしかに、前医がすでにある医療行為を行っていたことで、後医として本来行うべき医療行為を行うことができない、あるいは、それを行っても十分な結果が期待できない、というケースはあります。

ただ、そのことを患者さんに伝えるべきかどうかは、いささか悩みます。患者さんにとっては、「取り返しのつかない」ことですから。伝えても仕方がない、とも考えてしまいます。

絶対に伝えるべきです。

「取り返しのつかない」ことを含めて、患者さんの「現状」には違いありません。そして、これを伝えておかないと、後で責任の所在がはっきりしなくなります。

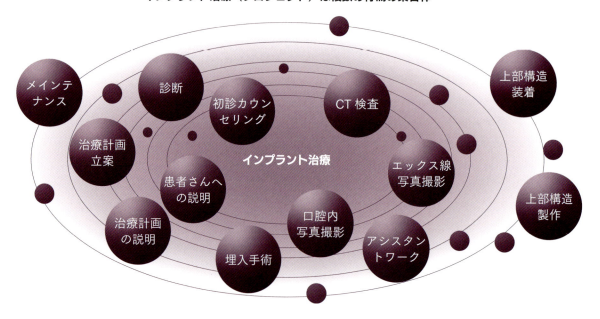

インプラント治療（プロジェクト）は複数の行為の集合体

ただし、患者さんに伝えるにあたっては、前医が行った医療行為に関する「評価」に言及してはなりません。端的に言えば、「前医の悪口は言わない」ということです。

自分の「腕の良さ」をアピールするためもあって、患者さんの前で前医に対する「評価」を口にする歯科医師は少なくありません。しかし、それはやってはいけない、ということですね。

私は、無責任な言動であり、患者さんをことさらに惑わせるだけのように思います。

医療は、あくまでも診療した時点で判明している患者さんの身体状況、病状を前提に行われます。そして、前医と後医とは、そもそも判断の前提としている情報に「格差」があります。それゆえ、後医が前医に対する「評価」をすることは、多くの場合フェアではありません。

加えて、後医が、前医が行った医療行為に対する否定的な評価を口にすることは、患者さんの判断に「バイアス」をかけるおそれがあります。多くの患者さんは、もはや前医について中立的に判断することができなくなるでしょう。

今の歯科医療なんて「バイアス」だらけですよ。医療は、トランプの「神経衰弱」というゲームに似ていますね。初めは、まだ「表」になっていないカードがたくさんあり、時間の経過にともなって、少しずつ「裏」になっていたカードが「表」になっていく。そのため、後になればなるほど、「正解」が出やすくなる。「後出しじゃんけん」は勝って当たり前ですから。

それゆえ、転医してきた患者さんに対応するにあたっては、前医に対する「尊敬（リスペクト）」と「感謝」が必要不可欠ですね。「感謝」は正直難しいときもありますけど。「お互いさま」でもありますしね。

ただ、中には、前医が行った治療に不満を抱いていて、むしろ前医に対する「評価」を求めてくる患者さんもいます。このような患者さんには、どのように対応するのがよいでしょうか。

自分は、「将来」に向かって診療を行うのであって、「過去」に行われた診療の内容を検証することはしない、とはっきり伝える必要があります。

「過去」に関われば、それだけ「将来」に関わるべき時間と労力が奪われます。患者さんと前医との間で紛争が生じれば、それに引きずり込まれてしまいます。そのうえ、後医は、現に患者さんに対する治療を行っていますので、逃げられません。患者さんから要望されれば、断ることはきわめて難しい。その結果、前医と後医との間で「意見書」の応酬となり、精神的にも疲弊した、というケースもあります。

歯科医師が患者さんに伝えるのは、あくまでも「事実」だけにとどめておき、「評価」を混入させない、ということですね。

それでも、執拗に前医に対する「評価」を求められた場合には、どうすればよいでしょうか。

歯科医師の社会的な使命は、患者さんに対する診察と治療です。その意味で、過去に行われた医療行為の「評価」は、歯科医師の「本来の仕事」とは言えません。そのような患者さんは、「診療」を口実に、別の目的のために来院していると考えられます。

それゆえ、診療を始める前に、「本来の仕事」に集中させてほしいと伝えて、明確にお断りすべきでしょう。その結果、患者さんが別の歯科医院に（再び）転医することになってしまっても、やむをえないでしょう。

経営の面では「痛い」かもしれませんが、「クレーム」を生じさせないうえでは大事なことですし、「本来の仕事」に集中することが結局のところ後医自身を助けることにもなりますから。

Question 3
未認可の医療材料を用いる場合の問題点

インプラント治療では、未認可の医療材料を用いるケースも少なくありません。これには、我が国特有の認可制度のあり方も関係しています。
　未認可の医療材料を用いることについて、法律的にはどのような問題がありますか。

未認可の医療材料を用いるケースには、法律的には2つの問題があります。第1は「医療水準」（16、35ページなど参照）との関係、第2は患者さんに対する「インフォームド・コンセント」との関係です。
　まず、「医療水準」との関係について、説明します。
　未認可とは、『未』認可、すなわち、あくまで現時点では認可を受けていない、という意味にとどまります。後日認可を受ける可能性もあります。それゆえ、未認可であれば直ちに「医療水準」に反する、とは言えません。たとえば、海外では認可され、広く用いられており、かつ、医学的に積極的な評価を受けている医療材料を用いることは、「医療水準」に反するとは言えないでしょう。

逆に言えば、相当な医学的な知見に基づかないときは、未認可の医療材料を用いたことそれ自体が「医療水準」に反する、ということですね。歯科医師の「自己流」ではダメだと。
　ところで、このことは、患者さんがその医療材料を用いることを希望していたとしても、同じでしょうか。

患者さんが希望していたときも、同じです。未認可の医療材料を用いるかどうかは、医学的知見に基づく、専門的な判断に属する事柄です。それゆえ、患者さんの意向に左右されることは、あってはなりません。

次に、「インフォームド・コンセント」との関係です。

「医療水準」に反しなければ、歯科医師は、未認可の医療材料を用いるにあたって、患者さんに「医療材料として〇〇を用います。」と説明してその同意を受ければよい、ということでしょうか。

そうではありません。
　治療に用いられる医療材料が、認可を受けたものであるか未認可のものであるかは、患者さんにとって重大な関心事です。ただ、患者さんは、用いられる医療材料の名称を聞いても、それが「未認可」のものであることまで理解することはできません。それゆえ、患者さんの同意を受けても、患者さんが「自ら選択した」とは言えません。
　そこで、この場合、患者さんに十分な選択肢が与えられるよう、説明をしなければならない事項が「拡大」されます。具体的には、次の各事項についてさらに説明をする必要があるでしょう。

❶その医療材料が現時点で我が国で認可を受けていないものであること

❷その医療材料が医学的に積極的な評価を受けていること

❸認可を受けているものと比較して、その医療材料を用いる場合の利害得失

治療にあたっては、「認可を受けていない」医療材料を用いることに加えて、あえてその医療材料を用いる理由として、他の医療材料との比較、具体的にはその長所と短所について説明をする必要がある、ということですね。
　「未認可」だからといって、そのことを隠さない、「正々堂々と」用いる、ということですね。

著者紹介

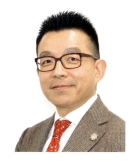

宗像　雄（むなかた・ゆう）
関谷・宗像法律事務所 弁護士（東京弁護士会所属）

1990 年　慶應義塾大学法学部法律学科 卒業
1994 年　司法試験合格
1995 年　司法研修所 入所
1997 年　司法研修所 卒業
　　　　　弁護士登録
　　　　　関谷法律事務所 入所

現在、東京都看護協会、日本骨折治療学会、日本整形外科学会、日本脊椎脊髄病学会、日本運動器科学会、日本腰痛学会、日本手外科学会などの各種医学学会等の他、日本大学歯学部同窓会の顧問弁護士も務める。
主な著書に、「市民社会における紛争解決と法」（不磨書房 2001 年 共著）、「事故事例で学ぶ医療リスクマネジメント」（学研メディカル秀潤社 2007 年 編著）、「大学生が出会うリスクとセルフマネジメント」（学苑社 2015 年 共著）、「刑法各論判例インデックス」（商事法務 2016 年 共著）、「ルーティンで行う歯科医療リスクマネジメント」（弘文堂 2017 年 編著）など。

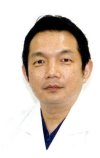

宗像源博（むなかた・もとひろ）
昭和大学歯学部インプラント歯科学講座 准教授
昭和大学歯科病院インプラント歯科 診療科長

1999 年　東京医科歯科大学歯学部 卒業
2001 年　東京医科歯科大学インプラント治療部 医員
2006 年　山梨大学医学部歯科口腔外科 助教
2009 年　東京医科歯科大学歯学部附属病院 インプラント外来 助教
2013 年　神奈川歯科大学附属病院 咬み合わせリエゾン診療科 講師
2014 年　神奈川歯科大学附属病院 口腔インプラントセンター センター長／准教授
2018 年　昭和大学歯学部インプラント歯科学講座 准教授
　　　　　昭和大学歯科病院インプラント歯科 診療科長

日本口腔インプラント学会指導医・専門医、日本顎顔面インプラント学会指導医、愛知学院大学歯学部高齢者歯科学講座非常勤講師。
主な著書に、「SAFE Troubleshooting Guide Volume1 機械・構造的合併症編」（クインテッセンス出版 2016 年 共著）、「SAFE Troubleshooting Guide Volume3 外科的合併症編」（クインテッセンス出版 2018 年 監著）など。

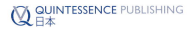

患者さんを「クレーマー」にしないための
インプラント治療の説明書と同意書の作り方

2019年2月10日　第1版第1刷発行

著　　者　宗像　雄 / 宗像源博
　　　　　むなかた　ゆう　むなかたもとひろ

発 行 人　北峯康充

発 行 所　クインテッセンス出版株式会社
　　　　　東京都文京区本郷3丁目2番6号　〒113-0033
　　　　　クイントハウスビル　電話(03)5842-2270(代表)
　　　　　　　　　　　　　　　(03)5842 2272(営業部)
　　　　　　　　　　　　　　　(03)5842-2279(編集部)
　　　　　web page address　https://www.quint-j.co.jp/

印刷・製本　株式会社創英

©2019　クインテッセンス出版株式会社　　　　禁無断転載・複写
Printed in Japan　　　　　　　　　　　　　落丁本・乱丁本はお取り替えします
ISBN978-4-7812-0665-3　C3047　　　　　　定価はカバーに表示してあります